*Yoga programs
to purify
your heart & body*

*Yoga programs
to purify
your heart & body*

Yoga programs
to purify
your heat & body

Yoga programs
to purify
your heart & body

不夠柔軟也OK！

不勉強的
瑜伽練習

Yoga programs
to purify
your heat & body

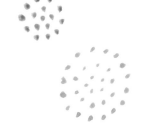

近藤真由美◎監修
AVI◎動作示範

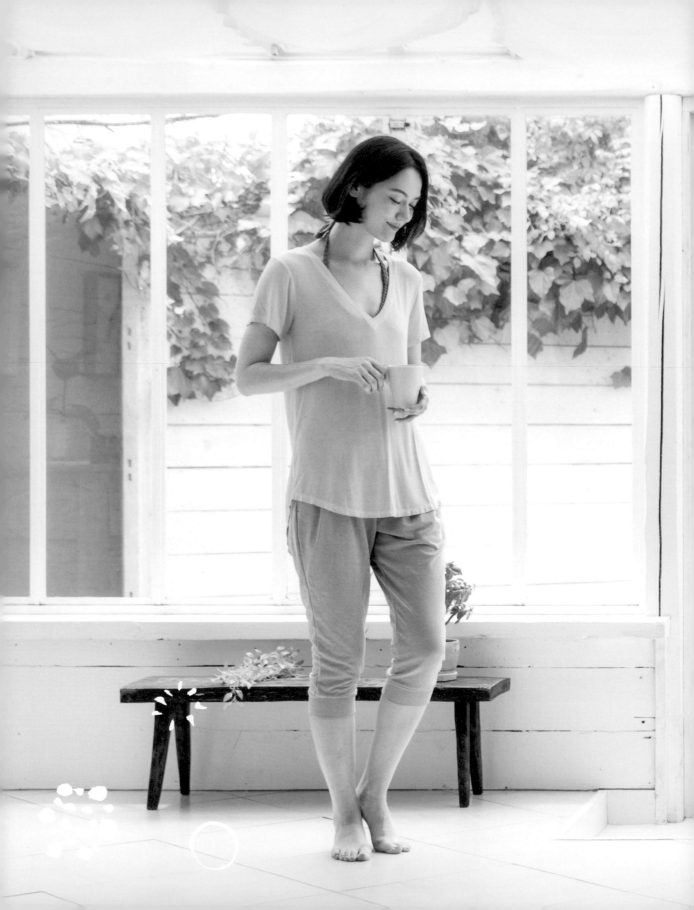

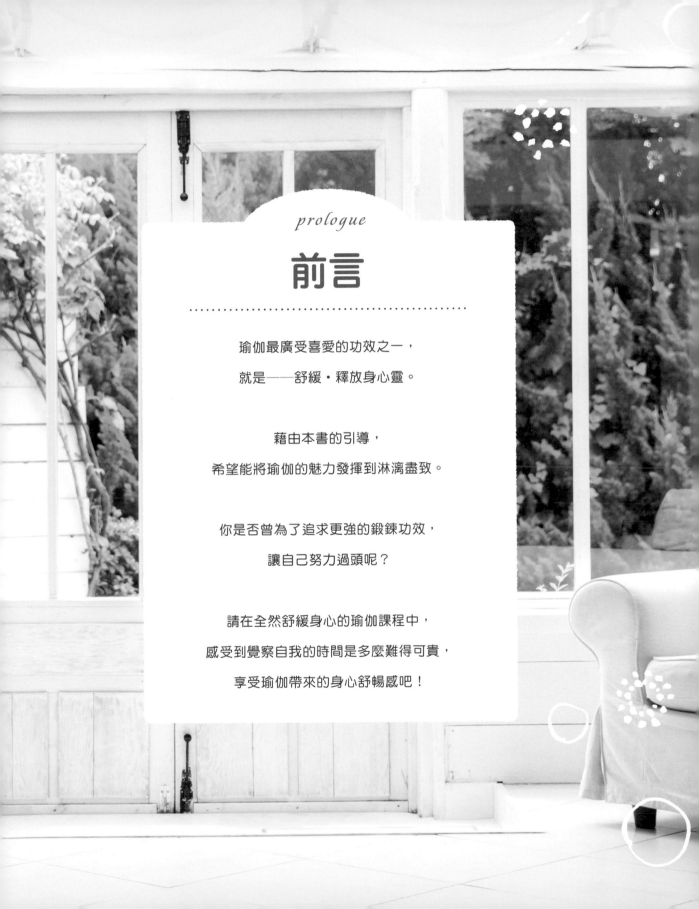

prologue

前言

瑜伽最廣受喜愛的功效之一，
就是——舒緩・釋放身心靈。

藉由本書的引導，
希望能將瑜伽的魅力發揮到淋漓盡致。

你是否曾為了追求更強的鍛鍊功效，
讓自己努力過頭呢？

請在全然舒緩身心的瑜伽課程中，
感受到覺察自我的時間是多麼難得可貴，
享受瑜伽帶來的身心舒暢感吧！

Contents

前言   2

本書使用方法   6

DVD使用方法   8

愉悅地享受瑜伽樂趣

練習瑜伽前的注意事項   10

讓身心和緩放鬆，這樣做！   12

讓神經休息獲得舒暢感，這樣做！   14

瑜伽對體式的定義   16

六大基本體式   18

體式動作的三大要素   20

挑戰拜日式變化式 DVD   22

全體式功效一覽表   24

即效一招・調息練習   26

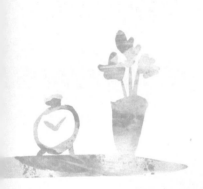

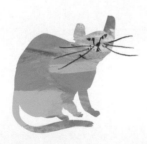

program 1 DVD

站姿──
促進氣血循環   27

1-1 站姿前彎式   30

1-2 後彎式   32

1-3 扭轉幻椅式   34

1-4 戰士一式   36

1-5 低弓箭步式   38

1-6 反轉側角式   40

1-7 鷹式   42

program 2 DVD

坐姿──
增加脊椎彈性   45

2-1 牛式   48

2-2 貓式   50

2-3 穿針式   52

2-4 牛面式   54

2-5 盤腿前彎式   56

2-6 巴拉瓦伽式   58

2-7 坐山式   60

program 3 DVD

坐姿──
鍛鍊腹部肌肉   63

3-1 坐姿前彎式   66

3-2 反向棒式   68

3-3 半魚王式   70

3-4 束角式   72

3-5 拉弓式   74

3-6 扭轉手杖式   76

3-7 坐角式   78

program 4

臥姿——
增加脊椎柔軟度　　81

4-1　反船式　　　　　　　　84

4-2　捧臉鱷魚式　　　　　　86

4-3　眼鏡蛇式　　　　　　　88

4-4　犁鋤式　　　　　　　　90

4-5　仰臥脊椎扭轉式　　　　92

4-6　倒箭式　　　　　　　　94

4-7　魚式　　　　　　　　　96

program 5

臥姿——
刺激軀幹＆髖關節　　99

5-1　蝗蟲式　　　　　　　　102

5-2　弓式　　　　　　　　　104

5-3　仰臥山式　　　　　　　106

5-4　輪式　　　　　　　　　108

5-5　抱膝式　　　　　　　　110

5-6　仰臥腹部扭轉式　　　　112

5-7　仰臥束角式　　　　　　114

Column	
01　關於呼吸①	44
02　關於呼吸②	62
03　關於大腦	80
04　關於飲食	98
05　關於消化	116

DVD特典　　　117

program 6

提神醒腦
晨間瑜伽課程　　118

program 7

引導入睡
夜間瑜伽課程　　120

program 8

精華收錄
進階串聯瑜伽課程　　122

坐姿冥想 身體掃描 　　124

後記　　　　　　　　　126

 拜日式變化式
（Anoher version）僅收錄於DVD。

愉悅地享受瑜伽樂趣
本書使用方法

DVD圖標
標示收錄於DVD中的章節。

體式名稱
瑜伽體式的中文名稱。

體式功效
瑜伽體式的重點功效。其餘次要效果
參見P.24全體式功效一覽表。

體式3步驟
以3個步驟完成體式練習。若無特定
指示,代表回到Down Pose(結束姿
勢)的順序為 3 → 2 → 1 。

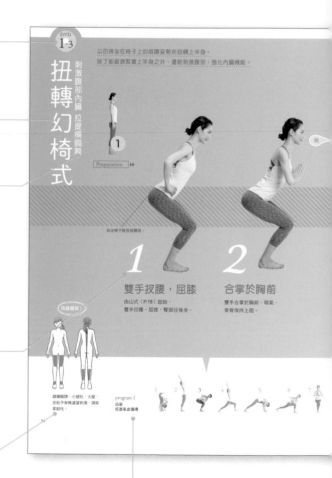

DVD
1-3

扭轉幻椅式

刺激腹部內臟 拉提橫膈膜

以彷彿坐在椅子上的微蹲姿勢來扭轉上身。
除了能緊實緊實上半身之外,還能刺激腹部、強化內臟機能。

Preparation

如坐椅子般放低臀部。

1 雙手扠腰,屈膝
由山式(P.18)起始,
雙手扠腰、屈膝、臀部往後坐。

2 合掌於胸前
雙手合掌於胸前,吸氣,
背脊保持上挺。

功效部位!

鍛鍊起跳群、小腿肚、大腿,
並能予脊椎適當刺激,調和
柔韌性。

program 1
站姿
促進氣血循環

功效部位
練習體式時的重點作用部位。
進行動作時,請將意識特別集
中於插圖中的色塊標示處。

課程架構圖
體式流程一目了然。可自行檢視
目前進行到第幾個體式,並作好
銜接下一個體式動作的準備。

主題課程
串聯體式Check!

本書編排的瑜伽課程主要以「前彎」、「後彎」、「扭轉」三大要素為中心，均衡組合帶給全身適度緊張感的體式。練習前請先確認整體流程。

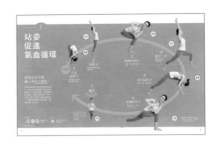

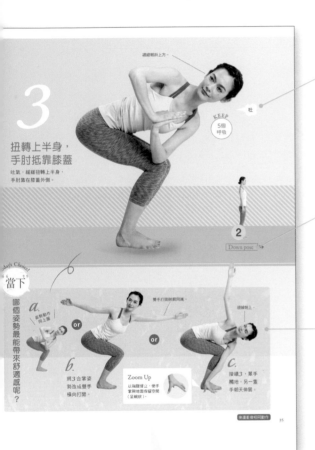

呼吸圖標

若無特定指示，維持自然呼吸即可。請參考圖標內註記的呼吸時機＆標準次數。

① **Preparation**（開始姿勢）
② **Down pose**（結束姿勢）

Preparation（開始姿勢）和 Down pose（結束姿勢）是課程開始及結束時用來調整呼吸的動作。由於能提高體式效果，避免造成身體負擔，是練習中相當重要的一環。

主要姿勢的變化式

在此提供可依練習當下的心情＆身體狀況，自主挑選練習的3種變化。其中最具代表性的姿勢，將於步驟3放大介紹。

Your choice！

本書的
重點細節

建議大家依個人狀態，挑選「『當下』最舒適的姿勢」進行練習。各體式皆在步驟3提供3種（*a.b.c*）主要姿勢的變化，從中挑選最能為自己帶來舒暢感受的姿勢吧！附錄DVD中，也將依序示範3種姿勢。遵照DVD的練習步驟，從中挑選1個姿勢練習即可；駕輕就熟者，亦可參照本書指示，依目的挑姿勢練習。

愉悅地享受瑜伽樂趣
DVD使用方法

DVD全長
143分鐘

本書課程中安排的體式，包含了「前彎」、「後彎」、「扭轉」三大類型。
並提供能依心情&時段自行選擇的DVD特典課程！

收錄課程		DVD特典	
1 站姿 促進氣血循環		6 提神醒腦 晨間瑜伽課程	
2 坐姿 增加脊椎彈性		7 引導入睡 夜間瑜伽課程	
3 坐姿 鍛鍊腹部肌肉		8 精華收錄 進階串聯瑜伽課程	
4 臥姿 增加脊椎柔軟度		9 拜日式變化式	
5 臥姿 刺激軀幹&髖關節		10 拜日式變化式 Another version	
		重整歸零 坐姿冥想 身體掃描	

1. 將DVD光碟片放入播放器
螢幕出現DVD主選單

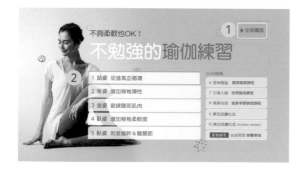

① 循序播放課程影片（不含6至8）。

② 各主題課程的播放列表，可選擇想觀看的課程。

2. 點選播放列表
選擇想觀看的課程&體式

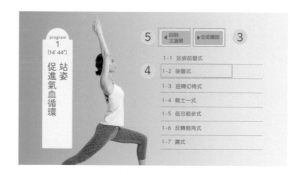

③ 循序播放瑜伽課程中的所有體式。

④ 點選播放單一體式。

⑤ 返回主選單。

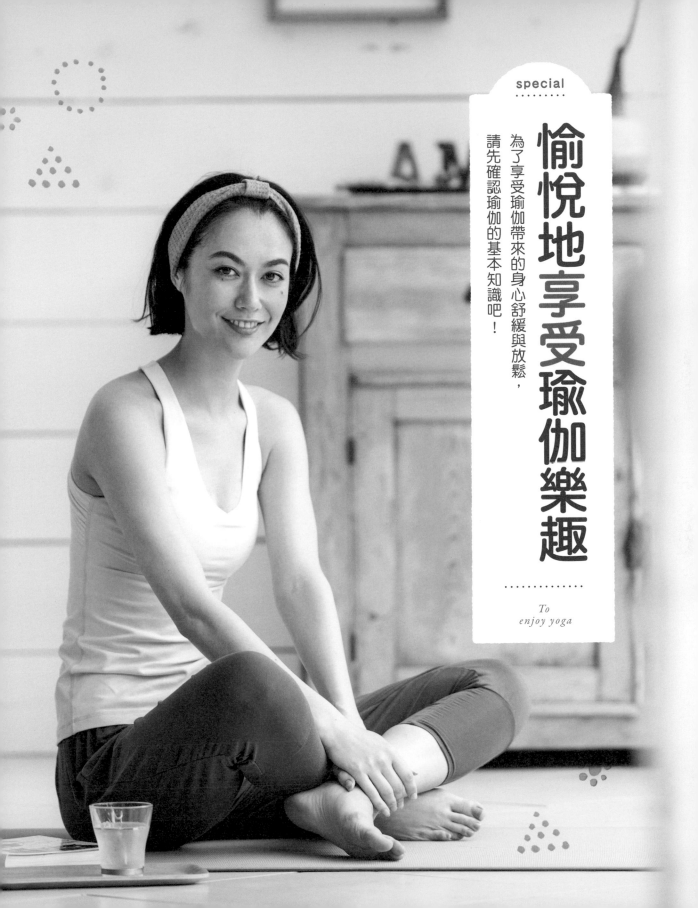

愉悅地享受瑜伽樂趣

為了享受瑜伽帶來的身心舒緩與放鬆，
請先確認瑜伽的基本知識吧！

*To
enjoy yoga*

練習瑜伽前的注意事項

時段
time

原則上隨時都OK，但最推薦的練習時間是早上或傍晚。早上練習有助於身心甦醒，帶來充實的一天。傍晚練習則可消除疲勞，調整身心。

三餐
food

建議空腹練習。不宜飯後立刻練習，用餐後2小時再開始較為理想。且為了加強瑜伽效果，練習後30分鐘的飲食宜節制。

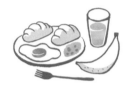

場所
place

有足夠的空間即可進行，但無外在干擾、可專注練習的空間更佳。推薦選擇如空曠、通風良好的房間，尤以環境整潔、溫度舒適、安靜的空間最為理想。亦可透過調整燈光亮度營造平靜氣氛等方式，悉心打造舒適的練習空間。

目的
purpose

朝目標努力固然很好，不過在瑜伽的世界中，順其自然也是種很棒的思考方式。請以「心情愉悅度」為優先來練習吧！

體況
condition

請勿在身體不適或極度疲勞等情況下練習。也不建議在缺乏興致時勉強自己。

Caution

經期時也可以練瑜伽，但請避開不舒服的動作。懷孕期間＆臨盆在即的婦女，請先諮詢醫師。

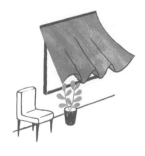

輔具
item

瑜伽墊
增加動作穩定性，以避免手腳滑動並減緩衝擊。

瑜伽的魅力在於可以隨時輕鬆地開始練習。
但為了充分體驗瑜伽帶來的舒適感受，
先確認瑜伽的練習重點吧！

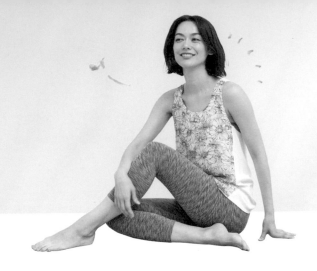

身體
skeletal muscles

認識身體部位，並在動作時讓
意識專注地感知該處的作用，
將有助加深對於體式動作的理
解。請在此確認肌肉＆骨骼位
置吧！

Caution

練習過程中，若感覺身體
疼痛或難受，請立刻中
斷。生病、受傷、接受治
療中、孕婦、剛生產過不
久的婦女，皆請諮詢醫生
再開始瑜伽練習，切勿自
行判斷。

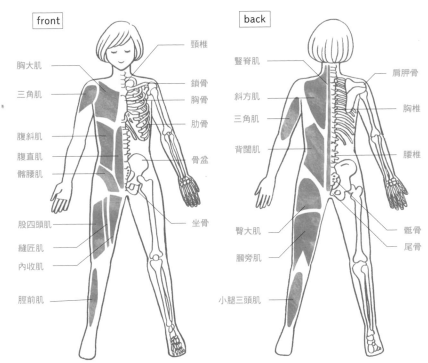

front

胸大肌
三角肌

腹斜肌
腹直肌
髂腰肌

股四頭肌
縫匠肌
內收肌
脛前肌

頸椎
鎖骨
胸骨
肋骨
骨盆

坐骨

back

豎脊肌
斜方肌
三角肌
背闊肌

臀大肌
膕旁肌

小腿三頭肌

肩胛骨
胸椎
腰椎

骶骨
尾骨

瑜伽毯
減輕接觸地面時的疼痛感，
穩定動作。

※以毛巾＆座墊代用亦可。

服裝 wear

服裝並無特殊規定，穿著不
緊繃且方便活動的服裝來練
習吧！為避免身體著涼，亦
可靈活穿上罩衫＆保暖襪套
等配件。

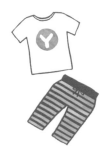

和緩放

讓身心

瑜伽最棒的優點在於放鬆身心，使心情趨
於積極正向。練習時只要多留意點小訣
竅，便能達到深度放鬆身心的效果。

以"自己"為優先

當試圖努力擺出美麗
的姿勢時，頭腦和身
體難免受限於目的而
緊繃。為了有效地放
鬆身心，本書建議
「自行決定」體式。

選擇讓自己感到舒適
的動作，並在適合的
時間內維持姿勢。請
以自己為本位，進行
練習吧！

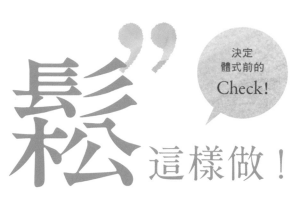

鬆 這樣做！

決定
體式前的
Check!

專注在
與 "自己" 的對話

學會不在意他人眼中＆鏡中的自己。
競爭與比較的心態是造成身體僵硬和
緊繃的原因。留意自己的心跳、血流
和呼吸方面，正視當下的自己吧！

從主要姿勢的
3種變化中，挑選適合
"自己" 的動作

選擇時下季節、今日、當下瞬間，自
己最舒暢的動作吧！拋開努力的思
維，以「舒適」的正面感受為優先，
進行練習。

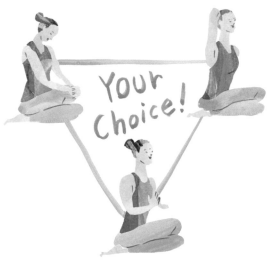

Your Choice!

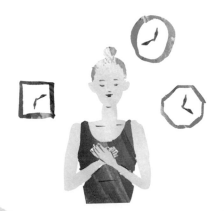

依 "自己" 的節奏
做動作

雖然維持姿勢以停留3至5個呼吸為準，
但做到自認足夠的長度也OK。不必執著
在長時間維持姿勢，或試圖每天拉長維持
姿勢的時間。

獲得舒暢感

讓神經休息

這樣做！

練瑜伽不僅有舒緩身心，放空思緒＆平心靜氣的效果，還能讓神經休息，以舒適感受消除身體僵硬。為了幫助你獲得正向的情緒，本篇將介紹練習體式動作時的重點。

Situation 〔環境〕

寧靜無聲

想提高瑜伽帶來的舒適感＆愉悅感，並全神貫注於體式上，環境也是首要注重的條件之一。在無噪音的環境下練習瑜伽，也有助於靜心感知身體與情緒的變化。

Action 〔動作〕

適度而緩慢

在避免呼吸紊亂、心跳數激烈變化的程度下，以適度而緩慢的動作做出姿勢為基礎。為了細細體會肌肉的伸展緊繃以及骨骼的動作，請讓動作與呼吸協調配合。

Breath 〔呼吸〕

順其自然

呼吸對瑜伽來說相當重要，但太過在意反而本末倒置。請不要勉強控制呼吸，試著觀察，單純感受呼吸的韻律＆深淺就好！

Brain 〔頭腦〕

放空思緒

人無時無刻都在思考和行動，所以在瑜伽練習過程中，不妨試著捨棄思考。為此，透過反覆練習使身體自然而然記住姿勢非常重要。待熟記動作後，就能不假思索地享受體式帶來的樂趣。

Feeling 〔心靈〕

隨心而動

練習體式的過程中，很可能會產生疼痛、難受、痛苦等負面情緒，此時不妨停下動作。選擇能讓自己獲得愉悅等正面情緒感受的變化動作，再試著維持姿勢。

Body 〔身體〕

感受內在

練習體式之前，先了解該體式在對身體的哪個部位產生作用，會帶來何種效果；再根據上述認知，在動作中留意血液流通、呼吸、心跳、身體的緊繃和放鬆等體內產生的變化。

瑜伽
對體式的定義？

緊接著將進入體式練習。

但，體式在瑜伽中的定位是什麼？

本書中的體式種類及順序，又有哪些含意？

在開始正式練習前，先理解確認吧！

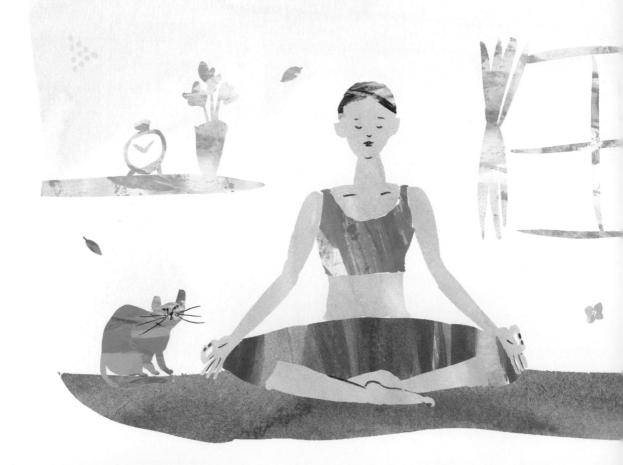

冥想的準備

體式是為了瑜伽的最終階段，
維持舒服冥想姿勢（坐法）的準備動作。
所以請改正體式是鍛鍊身體＆雕塑曲線，必須強迫自己練習的錯誤觀念。

以穩定
放鬆為原則

體式的動作流程大致由「調息姿勢→中途姿勢→主要姿勢」，
三大步驟構成（P.18至P.21）。
無論練習哪個體式，練到哪個階段，
藉由放鬆及維持姿勢，
都能達到提高身體生理機能＆調整脊椎狀況的效果。

習慣成自然
為一大重點

剛開始練習時覺得緊張，或腦袋塞滿流程都是正常現象。
為了在體式動作中親身感受到放鬆＆舒暢感，
藉由反覆練習，達到習慣成自然的地步吧！

〔 調息 〕
Preparation
調整呼吸，進行準備。

Down pose
在餘韻中
加強體式功效。

〔 中途 〕
POSE
IN&OUT
主要姿勢前後
的動作。

〔 主要 〕
維持KEEP
在穩定且舒暢的
狀態下維持姿勢。

讓身體休息
調整呼吸

六大基本體式

在各體式的開始＆結束，
都是以基本體式調整呼吸。
重點在於維持正確的姿勢，留意身體放鬆的感覺。

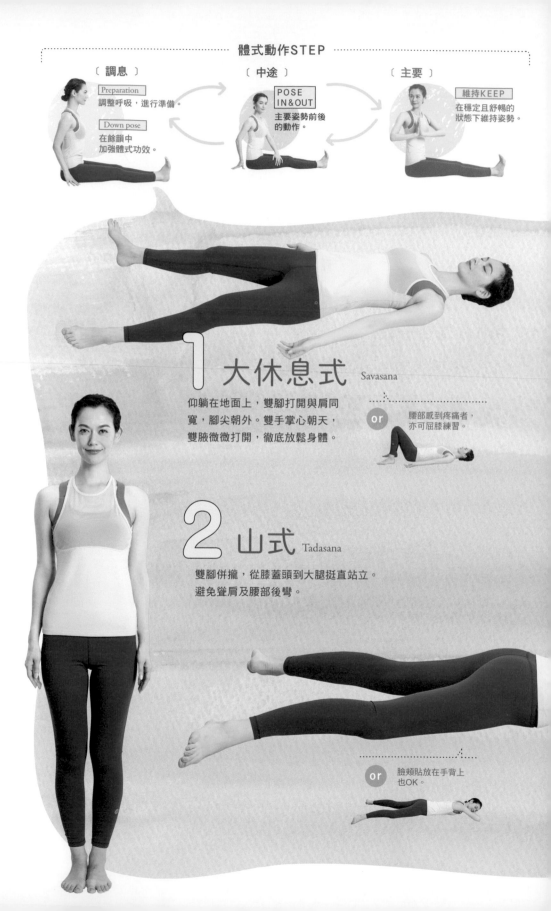

1 大休息式 Savasana

仰躺在地面上，雙腳打開與肩同
寬，腳尖朝外。雙手掌心朝天，
雙腋微微打開，徹底放鬆身體。

or 腰部感到疼痛者，
亦可屈膝練習。

2 山式 Tadasana

雙腳併攏，從膝蓋頭到大腿挺直站立。
避免聳肩及腰部後彎。

or 臉頰貼放在手背上
也OK。

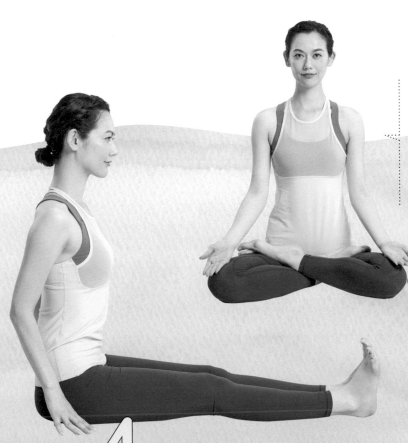

簡易坐 Sukhasana

兩腳跟貼放在地上也OK。

5 蓮花坐姿
Padmasana

髖關節向外打開，腳背放在對側大腿上，掌心朝天置於膝蓋上方。

※左右腳的上下位置依個人習慣疊放。

4 手杖式 Dandasana

雙腳伸直，以左右坐骨立坐於地，腳尖朝天。雙手放在臀部兩側，背部挺直。

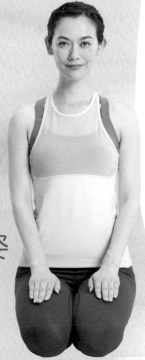

6 金剛坐姿
Vajrasana

腳尖不交疊的跪坐。背部挺直，雙手放在大腿上方。

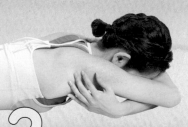

3 俯臥鱷魚式
Makarasana

俯臥在地面上，額頭抵在雙肘上方。雙腳打開比肩膀略寬，腰部放鬆，腳尖朝外。

※左右手的上下位置依個人習慣疊放。

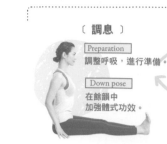

〔調息〕

Preparation
調整呼吸，進行準備。

Down pose
在餘韻中
加強體式功效。

〔中途〕

POSE
IN&OUT
主要姿勢前後的
動作。

〔主要〕

維持KEEP
在穩定且舒暢的
狀態下維持姿勢。

構成
課程核心的
維持姿勢

體式動作的三大要素

作為體式動作主要核心的維持姿勢，可類分成前彎、後彎及扭轉等三大要素。練習課程編排的串聯體式組合，即可給予身體上下・左右・前後的適度延展。

Basic

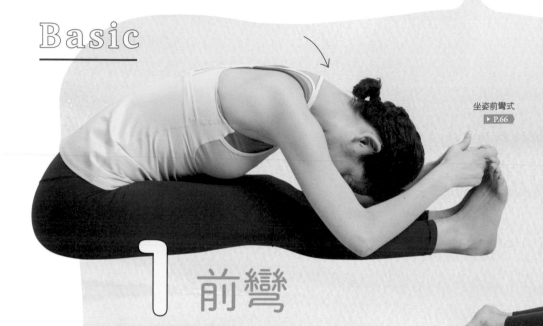

坐姿前彎式
▶ P.66

1 前彎

伸展身體背面，對腰部內臟穩定施加刺激。放鬆效果佳，也有助於讓頭腦休息及減輕壓力。

Other

本書串聯課程中的其他體式動作類型。

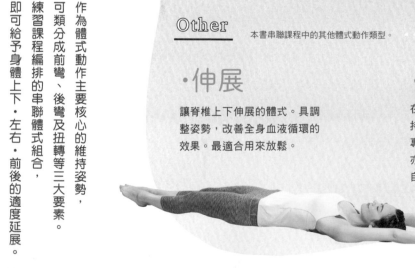

・伸展

讓脊椎上下伸展的體式。具調整姿勢，改善全身血液循環的效果。最適合用來放鬆。

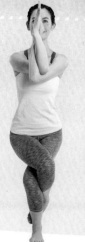

・平衡

在身體取得平衡的狀態下，保持靜止不動的體式。具有加強專注力、培養平衡感的效果，亦可統合身心狀況，培育泰然自若的心境。

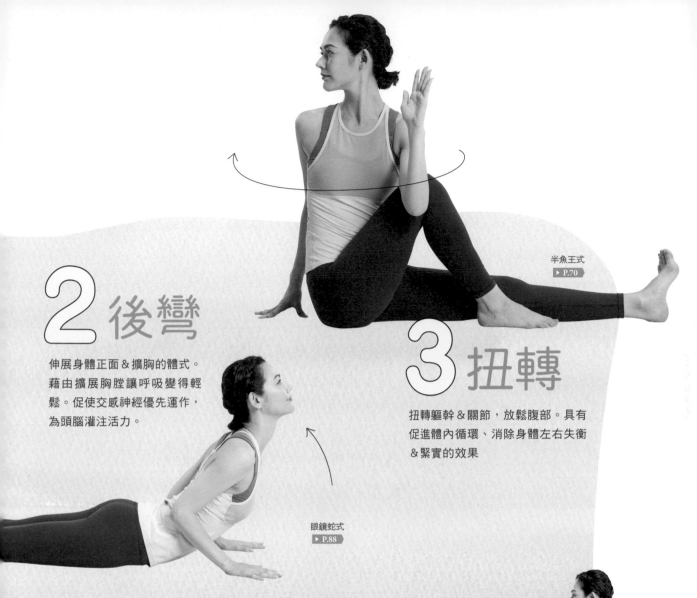

2 後彎

伸展身體正面＆擴胸的體式。藉由擴展胸腔讓呼吸變得輕鬆。促使交感神經優先運作，為頭腦灌注活力。

眼鏡蛇式
▶ P.88

3 扭轉

扭轉軀幹＆關節，放鬆腹部。具有促進體內循環、消除身體左右失衡＆緊實的效果

半魚王式
▶ P.70

・倒立

頭部位於下方的體式。促進易停滯於腳部的血流，消除浮腫，可連帶讓頭腦清明。

・放鬆

調整呼吸的體式。如大休息式（P.18）＆捧臉鱷魚式（P.19）等仰臥姿都是頗具代表性的體式。

・冥想

練習冥想的坐姿體式。本書亦有介紹適合調息的基本體式（P.19）。

※體式要素並非嚴密細分，本書介紹的體式皆以淺顯易懂的方式分類。因此亦有符合一項以上要素的體式。

挑戰拜日式變化式

拜日式，
是衍生自早晨旭日東升時，
膜拜太陽的瑜伽姿勢。
本單元將介紹集結
「前彎」、「後彎」、「扭轉」三大要素，
獨樹一格的拜日式。

※DVD呈現與指示動作左右相反的
鏡像動作，對照示範動作並遵循旁
白指示，即可同步練習。

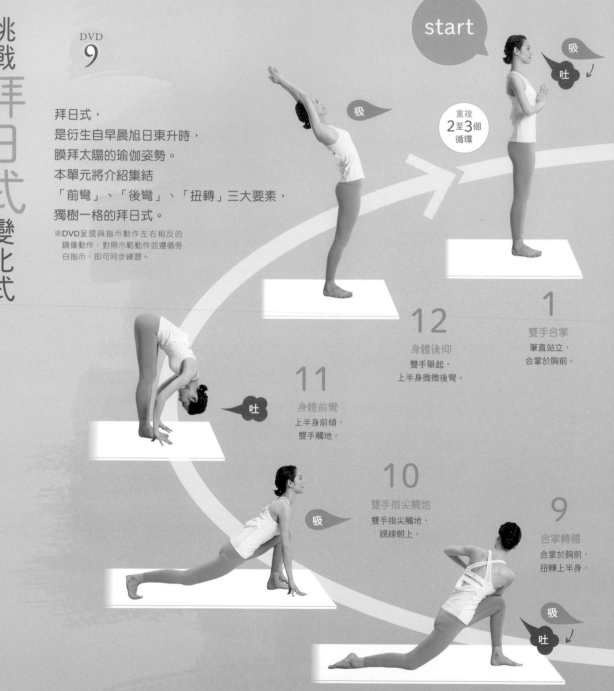

start

吸
吐

重複
2至**3**個
循環

吸

1
雙手合掌
筆直站立，
合掌於胸前。

12
身體後仰
雙手舉起，
上半身微微後彎。

11
身體前彎
上半身前傾，
雙手觸地。
吐

10
雙手指尖觸地
雙手指尖觸地，
視線朝上。
吸

9
合掌轉體
合掌於胸前，
扭轉上半身。
吸
吐

適合以下情況！

想消除疲勞、
煥然身心！

想活絡
全身肌骨，
調整代謝！

想讓自己
充滿幹勁！

呼吸配合動作，一氣呵成地做完所有體式吧！
本課程可刺激身體的各個器官，提高體內能量。

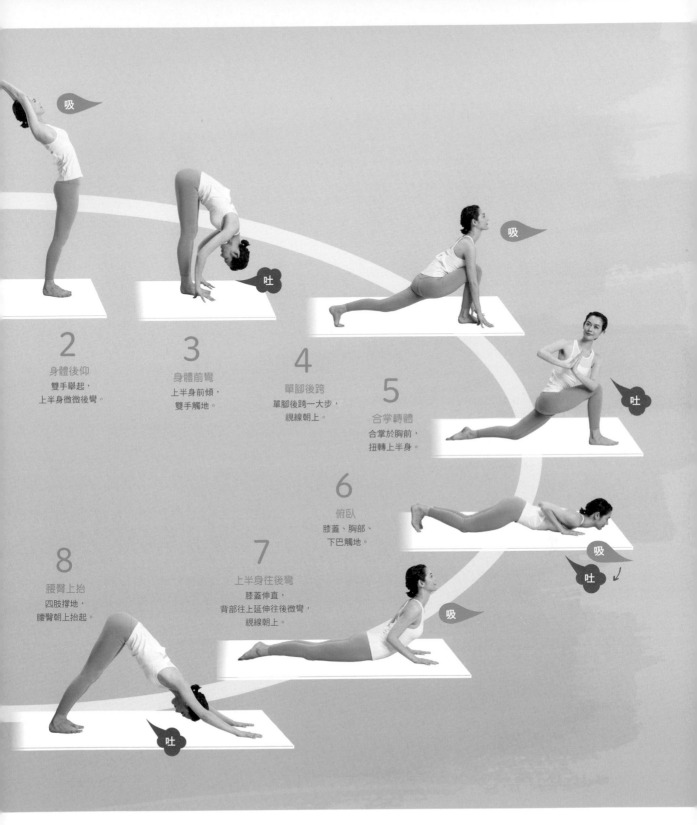

吸

吐

2
身體後仰
雙手舉起，
上半身微微後彎。

3
身體前彎
上半身前傾，
雙手觸地。

4
單腳後跨
單腳後跨一大步，
視線朝上。

吸

5
合掌轉體
合掌於胸前，
扭轉上半身。

吐

6
俯臥
膝蓋、胸部、
下巴觸地。

吸

吐

8
腰臀上抬
四肢撐地，
腰臀朝上抬起。

7
上半身往後彎
膝蓋伸直，
背部往上延伸往後微彎，
視線朝上。

吸

吐

DVD
10
拜日式變化式Another version（監修・近藤真由美 動作示範）
僅收錄於DVD特典。

全體式功效一覽表

在此列出本書的全體式功效一覽表，以供參考運用。

美 美容效果　緊 緊實效果　姿 改善姿勢　Re lax 放鬆效果　柔 柔軟度UP　肌 肌力UP　甲 刺激甲狀腺　內 內臟機能UP

◉ 基本體式

大休息式	消除身體疲勞　消除精神疲勞　身心煥然一新 改善情緒緊張引發的高血壓＆身心症狀	Re lax 美 ▶▶P.18
山式	改善姿勢　調整身心平衡　鍛鍊下肢　緊實腹部＆臀部	姿 緊 ▶▶P.18
俯臥鱷魚式	消除疲勞　提高內臟機能　調節全身血液流通　提高呼吸系統機能	Re lax 內 ▶▶P.19
手杖式	改善姿勢　鍛鍊背部　伸展肩膀＆胸膛　緊實大腿	姿 肌 ▶▶P.19
蓮花坐姿	鎮靜頭腦　提高冥想效果　活性骨盆＆脊椎　增強內臟機能	Re lax 內 姿 ▶▶P.19
金剛坐姿	調整骨盆　伸展大腿　增加腳踝＆膝關節柔軟度　加強冥想效果	柔 姿 ▶▶P.19

program 1　站姿──促進氣血循環

1-1	前彎	站姿前彎式	鎮定頭腦　舒緩脊柱僵硬　舒緩壓力和不安　提升消化能力	Re lax 柔 ▶▶P.30
1-2	後彎	後彎式	鍛鍊背肌　擴展胸部＆肺部　伸展胸部至髖部　鍛鍊肩膀＆手臂	姿 肌 ▶▶P.32
1-3	扭轉	扭轉幻椅式	刺激腹部內臟　提起橫膈膜　鍛鍊脊椎　緊實下肢	內 姿 緊 ▶▶P.34
1-4	後彎	戰士一式	鍛鍊背肌　擴展胸腔　增加髖關節柔軟度　鍛鍊肩膀＆手臂	肌 柔 緊 ▶▶P.36
1-5	前彎	低弓箭步式	頭部煥然清明　增加脊柱柔軟度　提升消化能力　培養平衡感	柔 內 ▶▶P.38
1-6	扭轉	反轉側角式	伸展體側至腿部　刺激腹部內臟　鍛鍊下肢　改善身體平衡	美 內 緊 ▶▶P.40
1-7	平衡	鷹式	培養平衡感　提高集中力　伸展肩・腰・背部　緊實手臂	緊 美 ▶▶P.42

program 2　坐姿──增加脊椎彈性

2-1	後彎	牛式	穩定溫暖脊椎　按摩腹部　伸展軀幹正面＆頸部	姿 柔 ▶▶P.48
2-2	前彎	貓式	穩定溫暖脊椎　按摩腹部　伸展背部＆頸部	姿 柔 ▶▶P.50
2-3	扭轉	穿針式	舒緩肩膀＆背部　刺激腹部內臟　調節肩胛骨周圍血液流通　緊實上臂	柔 內 緊 ▶▶P.52
2-4	伸展	牛面式	矯正脊椎　調節全身血液流通　鍛鍊腳踝・腰部・大腿 伸展肩膀・腋下・手臂・胸部	姿 肌 柔 ▶▶P.54
2-5	前彎	盤腿前彎式	消除腹部瘀血　消除便秘　減少腹部脂肪　舒緩腰部周圍疼痛	內 緊 ▶▶P.56
2-6	扭轉	巴拉瓦伽式	伸展脊椎・肩膀・腰部　按摩腹部　舒緩腰部周圍疼痛　舒緩壓力	Re lax 柔 ▶▶P.58
2-7	伸展	坐山式	舒緩頸部緊繃　舒緩腰部周圍緊繃　增加胸廓柔軟度　提升呼吸系統機能	姿 內 ▶▶P.60

program 3　坐姿───鍛鍊腹部肌肉

3-1	前彎	坐姿前彎式	增加脊椎柔軟度　促進消化・吸收・排泄　舒緩背部＆腰痛　安穩心神	柔 內 Relax ▶▶P.66
3-2	後彎	反向棒式	伸展肩・胸・腿部正面　鍛鍊軀幹　鍛鍊手臂・手腕・腿部　提高專注力	肌 緊 ▶▶P.68
3-3	扭轉	半魚王式	增加脊椎柔軟度　促進腹部內臟血液循環　提高內臟機能　整合身心	柔 內 美 ▶▶P.70
3-4	前彎	束角式	舒緩疲勞　改善全身血液循環　刺激腹部內臟　伸展大腿內側・髖部・膝蓋	Relax 內 柔 ▶▶P.72
3-5	伸展	拉弓式	增加髖關節柔軟度　提高內臟機能　強化手臂＆肩部　提高專注力	柔 內 肌 ▶▶P.74
3-6	扭轉	扭轉手杖式	調整脊椎　提高內臟機能　安穩心神　增加肋骨周圍柔軟度	姿 內 柔 ▶▶P.76
3-7	前彎	坐角式	伸展腿部內側＆脊椎　刺激腹部內臟　鎮靜頭腦　調整髖關節	柔 內 ▶▶P.78

program 4　臥姿───增加脊椎柔軟度

4-1	後彎	反船式	伸展脊柱　提高內臟機能　鍛鍊大腿後側肌群	內 肌 緊 ▶▶P.84
4-2	後彎	捧臉鱷魚式	增加脊椎柔軟度　提高內臟機能　改善腰部疼痛　改善＆鍛鍊腰部　提高呼吸系統機能	柔 內 ▶▶P.86
4-3	後彎	眼鏡蛇式	提高消化力　增加脊椎柔軟度　改善背部疼痛　改善＆鍛鍊腰部　提高呼吸系統機能	內 柔 肌 ▶▶P.88
4-4	前彎	犁鋤式	保持脊椎神經健康　改善腹部血液停滯　健全甲狀腺＆副甲狀線機能　鍛鍊腹肌	甲 肌 美 ▶▶P.90
4-5	扭轉	仰臥脊椎扭轉式	增加脊柱柔軟度　刺激脊髓神經　增加腰部柔軟度	柔 美 ▶▶P.92
4-6	倒立	倒箭式	促進血液循環　提高消化力　消除腹部內臟血液停滯　恢復青春	內 美 ▶▶P.94
4-7	後彎	魚式	健全甲狀腺＆副甲狀線機能　促進頸部血液循環　增加頸部柔軟度　提高內臟機能	甲 柔 內 ▶▶P.96

program 5　臥姿───刺激軀幹＆髖關節

5-1	後彎	蝗蟲式	提高內臟機能　舒緩腰部周圍疼痛　鍛鍊腰部周圍肌肉　舒緩腹脹	內 肌 ▶▶P.102
5-2	後彎	弓式	增加脊椎柔軟度　提高內臟機能　提高肺活量　減去腹部脂肪	柔 內 緊 ▶▶P.104
5-3	伸展	仰臥山式	伸展全身　拉伸脊椎　改善姿勢　放鬆身心	姿 Relax ▶▶P.106
5-4	後彎	輪式	鍛鍊脊椎　增加精力　擴展胸肺　鍛鍊手臂・手腕・腿部・臀部・腹部	肌 緊 ▶▶P.108
5-5	前彎	抱膝式	舒緩緊繃　提高內臟機能　伸展脊柱＆腰部周圍　增加髖關節柔軟度	Relax 內 柔 ▶▶P.110
5-6	扭轉	仰臥腹部扭轉式	調整骨盆　提高內臟機能　增加脊柱柔軟度　調節腹部	姿 內 ▶▶P.112
5-7	伸展	仰臥束角式	刺激腹部內臟　改善全身血液循環　減輕壓力　舒緩經期問題	內 Relax ▶▶P.114

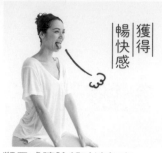

獅子式讓臉部神清氣爽
發出「啊！」的聲音後吐氣，盡情吐出舌頭望向眉間，釋放壓力。

獲得暢快感

提高對呼吸的注意力

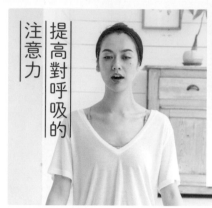

繃緊舌頭讓喉嚨清新
舌尖從牙齒後方貼住上顎，大大張開嘴巴，以舌頭在口內彈出聲響。

氣往上運行

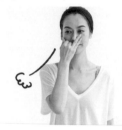

收緊橫膈膜提起胸口
躺下，將氣全數吐完後停止，讓橫膈膜緊繃來按摩腹部。

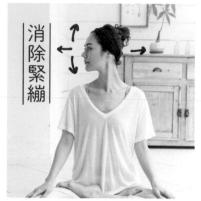

消除緊繃

以梵天的象徵放鬆頸部
頸部往上下左右緩緩轉動。具有舒緩緊繃、安定心緒的效果。對於舒眠也有良效。

即效一招

" 調息 "

練習

在此將分別介紹能控制體內能量的瑜伽調息動作。

穩定心緒

以淨脈呼吸活絡鼻腔
重複「左鼻吸氣→右鼻吐氣→右鼻吸氣→左鼻吐氣」的動作。練習時要輪流按住沒有進行呼吸的單側鼻孔。

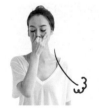

頭腦清明

以勝利呼吸法震動喉嚨
收緊喉嚨，重複「雙鼻孔吸氣→左鼻吐氣」的動作。

促進全身血液循環

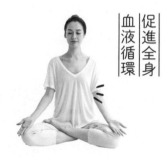

以風箱呼吸消除鼻塞
雙鼻孔吸氣，留意「用力吐氣」來重複呼吸，並活動腹部。

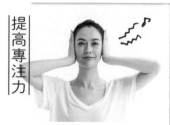

提高專注力

以蜂鳴呼吸法屏除雜念
搗住耳朵，雙鼻孔吸氣，吐氣的同時以鼻音發出「嗡——」的聲音。

舒緩眼睛疲勞

以燭光冥想法消除疲勞
裸眼凝視位於手臂長度1.5倍前方的蠟燭燭光，流眼淚後便閉上眼睛。※眼疾患者請勿練習。

清涼解熱

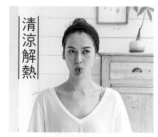

捲舌進行清涼呼吸
捲舌，彷彿從舌頭吸入冰涼的空氣後，以鼻子吐氣。可以穩定精神。

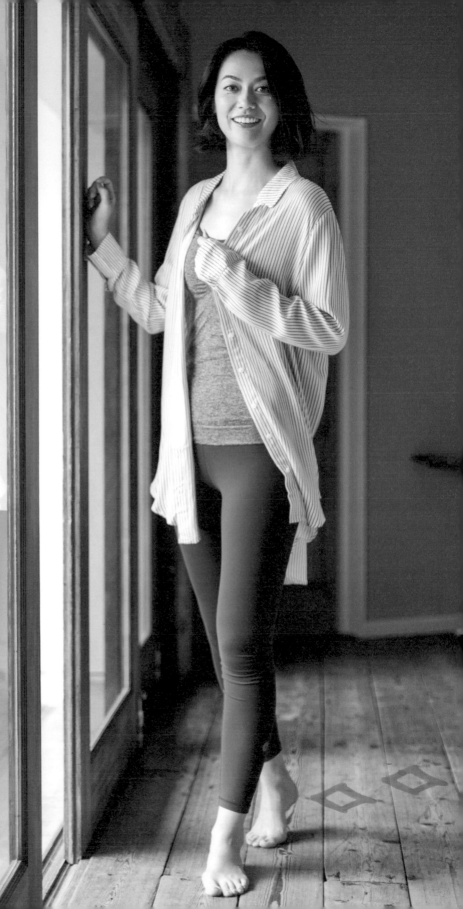

program
1

站姿
促進氣血循環

*Standing program
for refresh*

特徵為擁有相較之下
活動性較強的體式動作。
適合想充分活動筋骨時練習。

站姿
促進
氣血循環

後彎

前彎

start

2
後彎式
舒暢地將身體往後彎，
刺激脊椎。

1
站姿
前彎式
以輕微倒立的姿勢，
讓頭腦煥然清明。

促進血液流通，
讓心情正向積極！

本課程就算處在時間與空間都有限的情況，也能以站姿輕鬆練習。透過大幅活動全身，可改善血液循環，打造循環良好的身體，也會帶來神清氣爽、煥然一新的好心情。最後以平衡體式提高專注力。練習時留意雙腳抓地的感覺，可提升對於重心位置的感知。

7
鷹式
集中心緒，以單腳
站立取得平衡。

※為了加強效果＆靜心體會
舒暢的餘韻，建議在串聯
課程最後進行5分鐘以上
的大休息式（P.18），緩
慢調節呼吸。

平衡

Basic

課程體式動作的
三大要素

Other

穿插在三大要素之間的
其他體式動作。

體式動作的要素參見 ▶ **P.20**

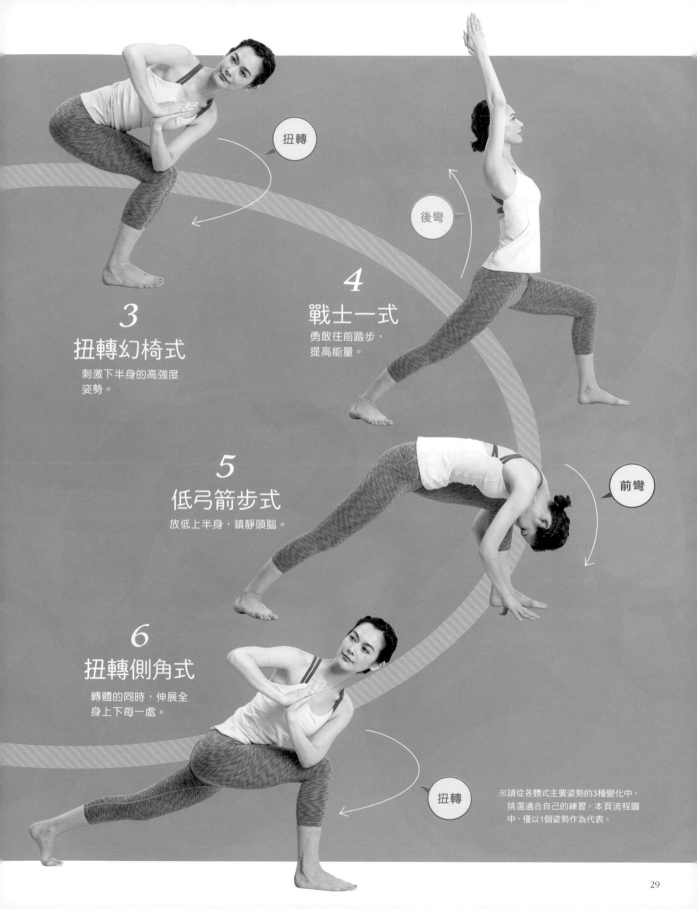

扭轉

3
扭轉幻椅式
刺激下半身的高強度
姿勢。

4
戰士一式
勇敢往前踏步,
提高能量。

後彎

5
低弓箭步式
放低上半身,鎮靜頭腦。

前彎

6
扭轉側角式
轉體的同時,伸展全
身上下每一處。

扭轉

※請從各體式主要姿勢的3種變化中,
挑選適合自己的練習。本頁流程圖
中,僅以1個姿勢作為代表。

DVD
P-1

站姿前彎式

鎮靜頭腦 舒緩脊柱僵硬

促進頭腦血液流通，營造神清氣爽、心平氣和感受的體式。
一邊伸展背部，一邊適度刺激腹部。

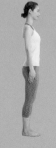

Preparation ▶▶

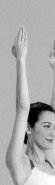

1 雙手 朝天伸直

由山式（P.18）起始，
雙手往前往上緩慢舉起。

不要聳肩

2 上半身 往前傾

從腿根將上半身
前傾至與地面平行。

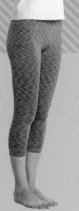

從腿根開始往前傾

功效部位！

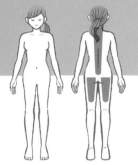

充分伸展背部的脊椎起立肌、
大腿後方的腿後肌群。

program 1
站姿
促進氣血循環

 1
 2
 3
 4
 5
6 7

30

3

雙手觸地

加深前彎，雙手觸地。無論
是指尖或手掌觸地皆可，以
個人感受舒適為主。

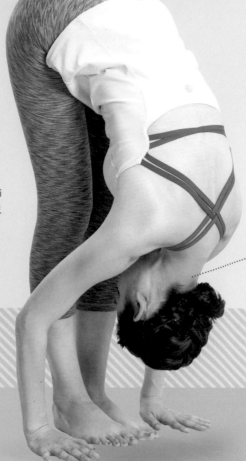

頸部放鬆不用力 ......

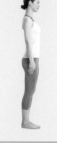

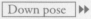
Down pose ▶▶

KEEP
5個
呼吸

Today's Choice!

“當下”

哪個姿勢最能帶來舒適感呢？

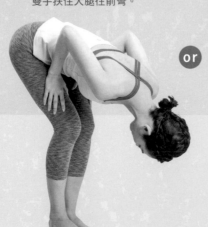

a. 接續*2*，屈膝，
雙手扶住大腿往前彎。

or

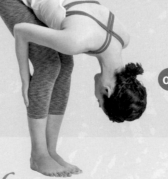

b. 接續*2*，屈膝，雙手扶
住小腿肚，重心往前移
動，加深前彎。

or

c. 姿勢動作
同上圖

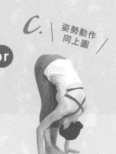

31

後彎式 鍛鍊背部 擴展胸部‧肺部

以站姿來後彎背部,屬於較簡單的後彎體式。
在練習過程中,找出自己不會難受又舒適的後彎幅度吧!

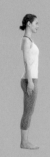

Preparation ▶▶

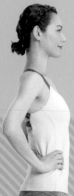

1

雙手扠腰

由山式(P.18)起始,
維持面朝正前方,雙手
扠腰。

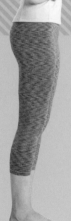

背部上挺

2

手肘往後拉

雙肘輕輕往後拉,
擴展胸口。

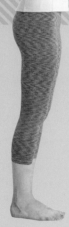

功效部位!

強力伸展胸部至腿根的
身體正面。

program 1
站姿
促進氣血循環

 1
 2
 3
 4
 5
6
7

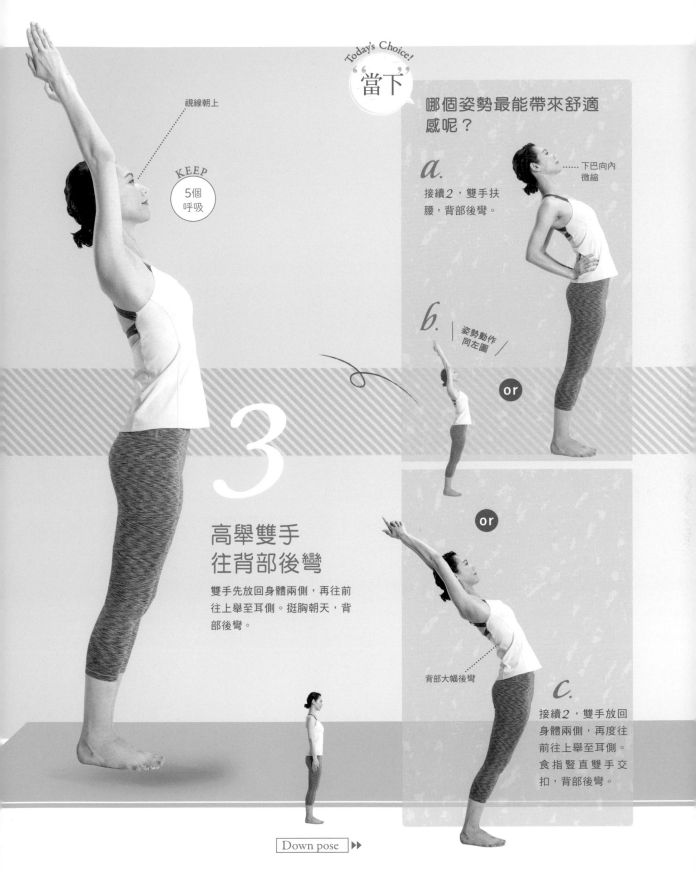

視線朝上

KEEP
5個
呼吸

哪個姿勢最能帶來舒適
感呢？

a.
接續2，雙手扶
腰，背部後彎。

下巴向內
微縮

b.
姿勢動作
同左圖

or

3

高舉雙手
往背部後彎

雙手先放回身體兩側，再往前
往上舉至耳側。挺胸朝天，背
部後彎。

or

c.
接續2，雙手放回
身體兩側，再度往
前往上舉至耳側。
食指豎直雙手交
扣，背部後彎。

背部大幅後彎

Down pose ▶▶

33

1-3

以彷彿坐在椅子上的微蹲姿勢來扭轉上半身。
除了能鍛鍊緊實上半身之外,還能刺激腹部,強化內臟機能。

扭轉幻椅式

刺激腹部內臟 拉提橫膈膜

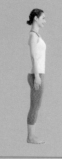

Preparation ▶▶

如坐椅子般放低腰臀

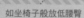

吸

1

雙手扠腰,屈膝

由山式(P.18)起始,
雙手扠腰,屈膝,臀部往後坐。

2

合掌於胸前

雙手合掌於胸前,吸氣,
背脊保持上挺。

功效部位!

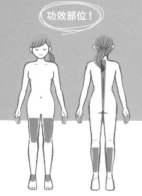

鍛鍊腳踝、小腿肚、大腿,
並給予脊椎適當刺激,調節
柔韌性。

program 1
站姿
促進氣血循環

 1   2   3   4   5   6   7

34

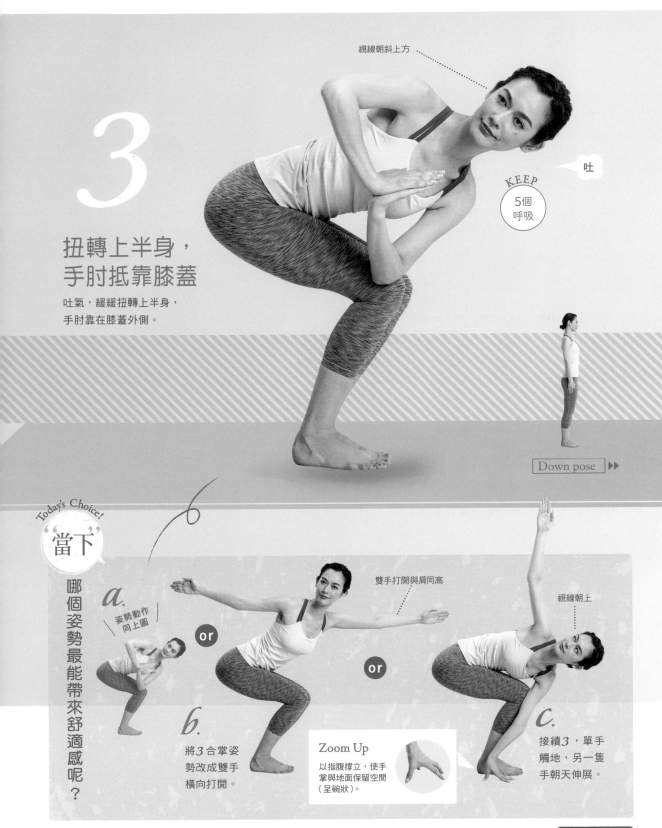

3

扭轉上半身，
手肘抵靠膝蓋

吐氣，緩緩扭轉上半身，
手肘靠在膝蓋外側。

視線朝斜上方

吐

KEEP
5個
呼吸

Down pose ▶▶

Today's Choice!
"當下"

哪個姿勢最能帶來舒適感呢？

a.
姿勢動作
同上圖

or

雙手打開與肩同高

b.
將3合掌姿
勢改成雙手
橫向打開。

Zoom Up
以指腹撐立，使手
掌與地面保留空間
（呈碗狀）。

or

視線朝上

c.
接續3，單手
觸地，另一隻
手朝天伸展。

換邊重複相同動作

35

DVD
1-4

如挺身迎敵的戰士般，強而有力地踏出腳步！
是讓心情正向積極，增加身心能量的體式。

戰士一式

鍛鍊背部 擴展胸部

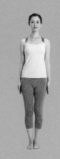

Preparation ▶▶

1

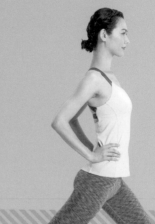

2

雙腳大步跨開
雙臂橫向打開

由山式（P.18）起始，
雙腳左右大幅跨開，雙
手橫向打開。

雙腳跨開至位於
雙手正下方

腳 & 身體
轉向相同方向

雙手扠腰，單腳先將腳尖
朝外轉90度，另一隻腳後
跟微微上抬，挪向外側後
腳跟踩回地面，順勢改變
身體的方向。

功效部位！

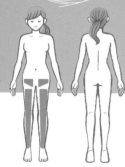

大步前跨的姿勢，可增
加髖關節柔軟度，鍛鍊
整條腿。

program 1
站姿
促進氣血循環

1 2 3 4 5 6 7

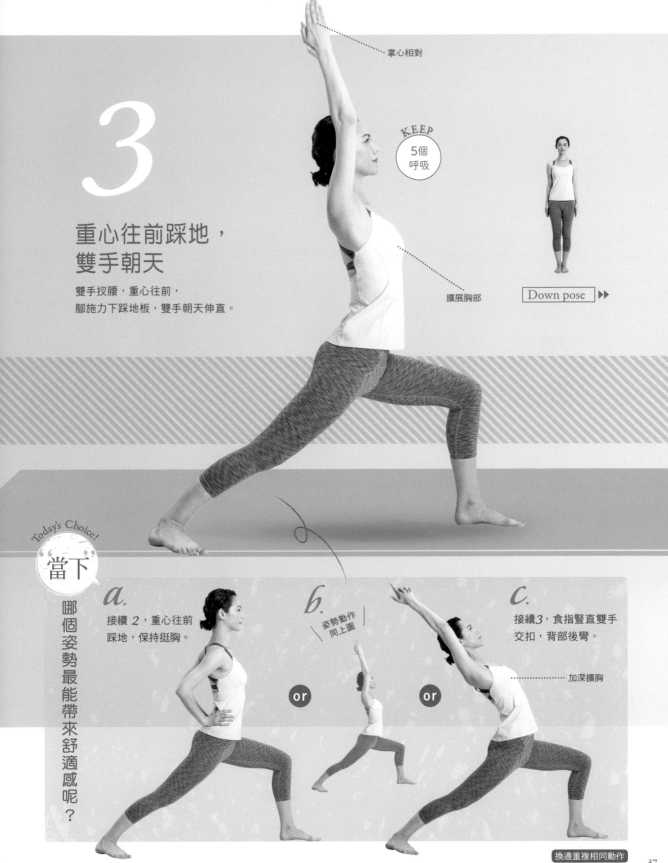

3

重心往前踩地，雙手朝天

雙手扠腰，重心往前，
腳施力下踩地板，雙手朝天伸直。

掌心相對

KEEP
5個
呼吸

擴展胸部

Down pose ▶▶

Today's Choice!

當下

哪個姿勢最能帶來舒適感呢？

a.
接續 2，重心往前
踩地，保持挺胸。

or

b.
姿勢動作
同上圖

or

c.
接續3，食指豎直雙手
交扣，背部後彎。

加深擴胸

換邊重複相同動作

37

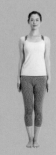

DVD 1-5

頭腦清明 讓脊柱柔軟

低弓箭步式

從頭後方到背部，再直線延伸至腿肚，都能感受到明顯伸展。
動作時保持頸部放鬆不用力，可提升頭腦清明的效果。

Preparation ▶▶

1

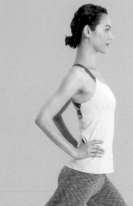

2

腳 & 身體
轉向相同方向

雙手叉腰，單腳先將腳尖
朝外轉90度，另一隻腳後
跟微微上抬，挪向外側後
腳跟踩回地面，順勢改變
身體的方向。

雙腳跨開，
雙臂橫向打開

由山式（P.18）起始，
雙腳左右大幅跨開，雙
手橫向打開。

雙腳跨開至位於雙
手正下方

功效部位！

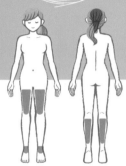

伸展頭部至頸部，鍛鍊
大腿、小腿肚及腳踝。

program 1
站姿
促進氣血循環

1   2

3

4

5

6

7

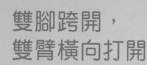

3 前腳屈膝
上半身前彎

重心往前，彎屈前腳膝蓋，上半身前傾至
腹部貼住大腿，雙手觸地。進一步加深前
彎，並放鬆頸部力量。

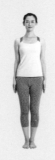

Down pose ▶▶

KEEP

5個
呼吸

感受血液
流往頭部

Today's Choice!

"當下"

哪個姿勢最能帶來舒適感呢？

a. 接續2，前腳屈膝，
上半身前傾，雙手觸
地。

前傾至腹部
碰到大腿。

b. 姿勢動作
同上圖

or

or

雙手先觸地，
再交扣於背後

c. 接續3，將雙手交
扣於背後。

換邊重複相同動作

39

反轉側角式

伸展全身上下每一處 刺激腹部內臟

往前跨一大步，一邊對下半身施加負擔，
一邊扭轉身體，是略有難度的體式。
請在個人感受舒適的範圍內維持姿勢即可，不要過分勉強自己。

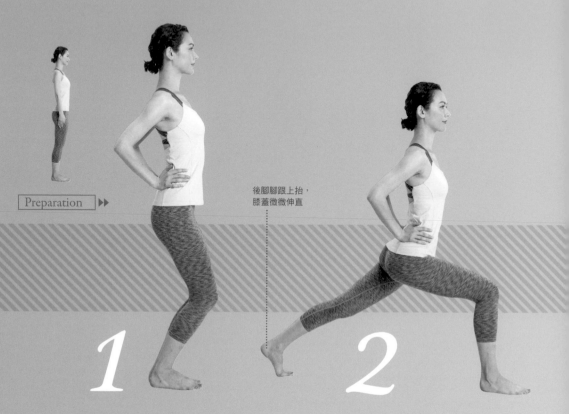

Preparation ▶▶

後腳腳跟上抬，
膝蓋微微伸直

1

雙手扠腰，屈膝

由山式（P.18）起始，雙手扠
腰，微微屈膝。

2

單腳後跨一大步

單腳往後跨一大步，站穩腳步。

功效部位！

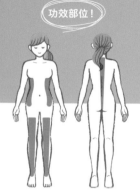

使脊柱柔軟，加強伸展體側
至腿部，可鍛鍊下半身。

program 1
站姿
促進氣血循環

1 　2 　3 　4 　5 　6 　7

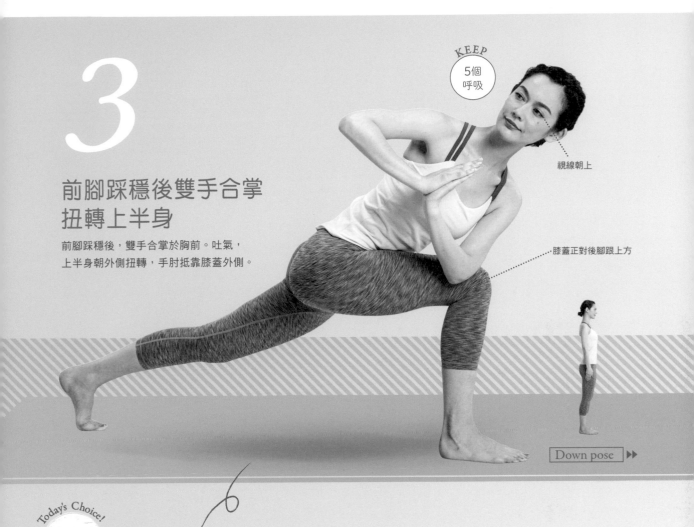

3

前腳踩穩後雙手合掌扭轉上半身

前腳踩穩後，雙手合掌於胸前。吐氣，
上半身朝外側扭轉，手肘抵靠膝蓋外側。

KEEP
5個
呼吸

視線朝上

膝蓋正對後腳跟上方

Down pose ▶▶

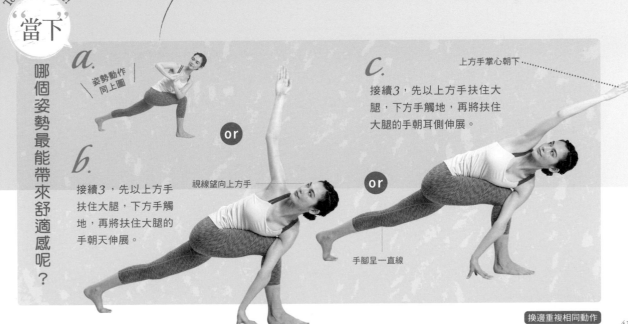

Today's Choice!

"當下"

哪個姿勢最能帶來舒適感呢？

a.
姿勢動作
同上圖

or

b.
接續3，先以上方手
扶住大腿，下方手觸
地，再將扶住大腿的
手朝天伸展。

視線望向上方手

c.
接續3，先以上方手扶住大
腿，下方手觸地，再將扶住
大腿的手朝耳側伸展。

上方手掌心朝下

or

手腳呈一直線

換邊重複相同動作

鷹式

增加平衡感 提高專注力

以單腳取得平衡，提高專注效果的體式。
眼睛靜靜凝視於一點，正視當下的自我。

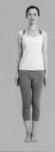

Preparation ▶▶

1

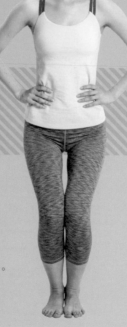

雙手扠腰
穩定重心

由山式（P.18）起始，
雙手扶腰，讓重心穩定。

2

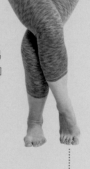

雙腳交叉

以單腳為軸心腳，另
一隻腳交叉，並以腳
尖觸地取得平衡。

僅腳趾觸地

功效部位！

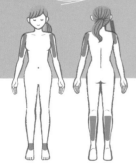

鍛鍊腳踝、小腿肚，且具
有緊實整條手臂的效果。

program 1
站姿
促進氣血循環

 1 2 3 4 5 6 7

視線固定於一點

KEEP
5個
呼吸

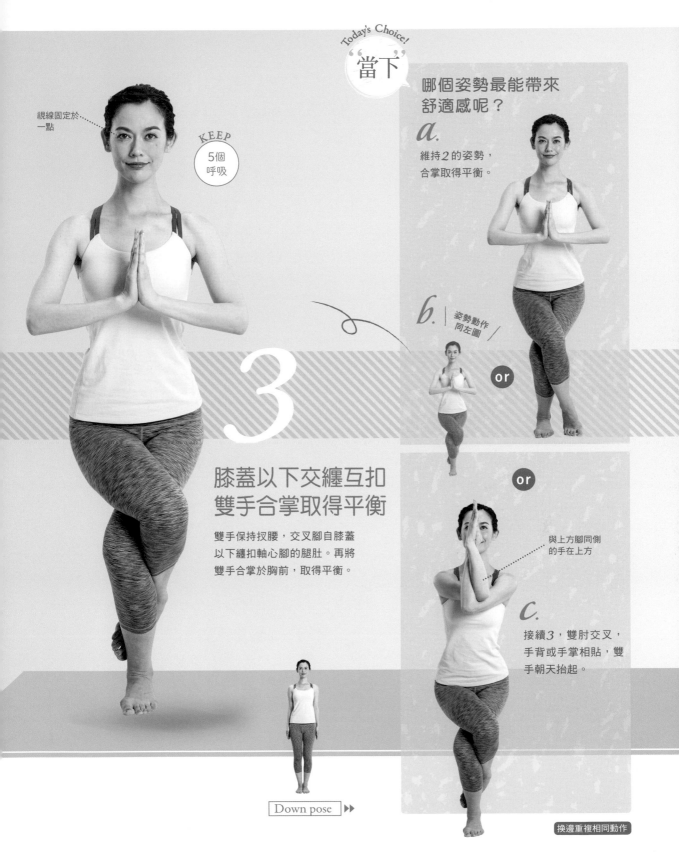

Today's Choice!

"當下"

哪個姿勢最能帶來
舒適感呢？

a.
維持2的姿勢，
合掌取得平衡。

b. | 姿勢動作
同左圖 |

or

or

c.
接續3，雙肘交叉，
手背或手掌相貼，雙
手朝天抬起。

與上方腳同側
的手在上方

3

膝蓋以下交纏互扣
雙手合掌取得平衡

雙手保持扠腰，交叉腳自膝蓋
以下纏扣軸心腳的腿肚。再將
雙手合掌於胸前，取得平衡。

Down pose ▶▶

換邊重複相同動作

43

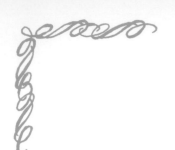

關於呼吸 ①

剛開始練習體式時，先不必過度在意要控制呼吸，保持自然平穩地呼吸即可。唯有以舒適為第一優先，身體才能有效率地放鬆。

但另一方面，瑜伽練習中也有藉由有意識地控制呼吸，達到舒緩身心的調息呼吸法（Pranayama）。所謂Prana代表「生命能量」，同時也代表「氣」。Ayama則具有「延長・擴展」之意。控制體內的生命能量，調節身心狀況的呼吸法，就是調息呼吸法（Pranayama）。

至於有意識的呼吸，具體內容為調整體內的二氧化碳量。瑜伽呼吸法的特別之處在於會不時延長吐氣或停止呼吸（P.62），其目的就是限制體內的氧氣、增加二氧化碳，以此強迫身體處於某種壓力狀態下，讓身體逐漸習慣二氧化碳濃度高的狀態，來培養壓力管理的能力。此為調息呼吸法的結構之一。

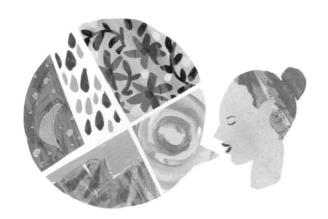

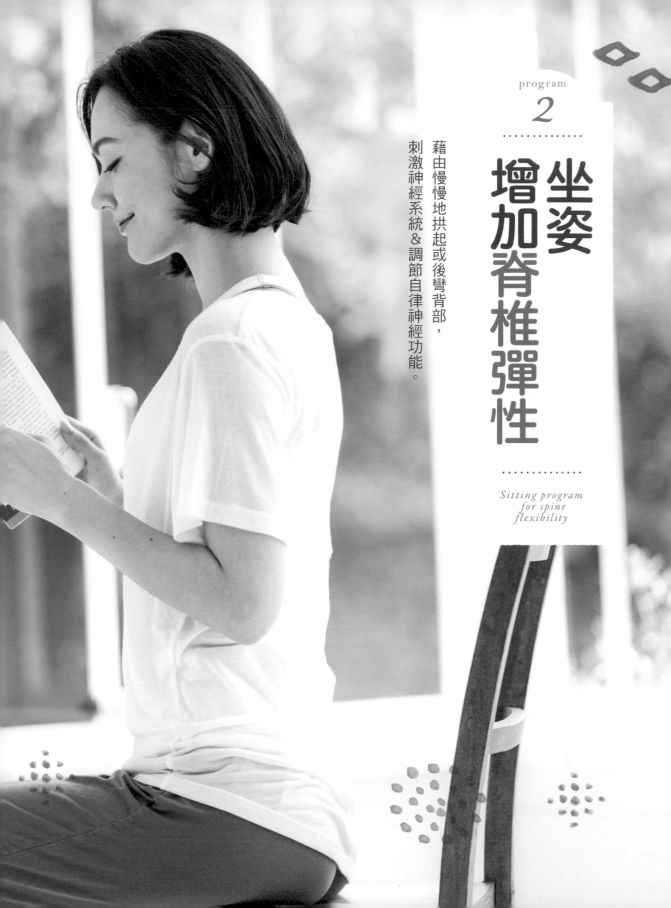

program
2

坐姿
增加脊椎彈性

藉由慢慢地拱起或後彎背部，
刺激神經系統&調節自律神經功能。

Sitting program
for spine
flexibility

坐姿增加脊椎彈性

前彎

2 貓式
拱起背部，
打開肩胛骨。

後彎

start

1 牛式
後彎背部，擴胸。

能夠放鬆練習的和緩課程

以腰部以下的下肢穩定於地板上的姿勢為
中心，調整脊椎的狀況吧！由於並未編入
講究強韌肌力、刺激性強的高難度體式，
屬於逐步調節自律神經、安穩和緩的課
程，適合在想放鬆、消除疲勞時練習。由
於會活動到肩頸及背部，也有舒緩上半身
僵硬的效果。

7 坐山式
以調整脊椎為目的，
進行大幅伸展。

伸展

※為了加強效果＆靜心體會舒
暢的餘韻，建議在串聯課程
最後進行5分鐘以上的大休
息式（P.18），緩慢調節
呼吸。

Basic

 前彎 後彎 扭轉　課程體式動作的
三大要素

Other

 伸展　穿插在三大要素之間
的其他姿勢。

體式動作的要素參見 ▶ P.20

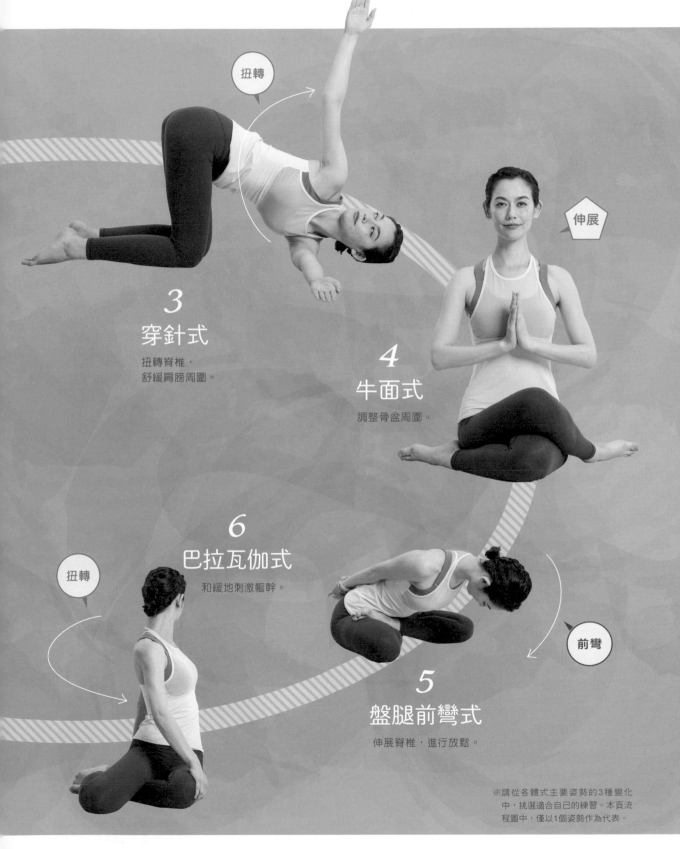

扭轉

3
穿針式
扭轉脊椎，
舒緩肩膀周圍。

伸展

4
牛面式
調整骨盆周圍。

6
巴拉瓦伽式
和緩地刺激軀幹。

扭轉

前彎

5
盤腿前彎式
伸展脊椎，進行放鬆。

※請從各體式主要姿勢的3種變化
中，挑選適合自己的練習。本頁流
程圖中，僅以1個姿勢作為代表。

牛式

穩定溫暖脊椎 按摩腹部

清楚感受到背部後彎，擴展胸部的體式。
常與圓拱背部的貓式（P.50）組合在一起，進行「貓牛式」*的練習。

＊ 收錄於program 6「提神醒腦 晨間瑜伽課程」。

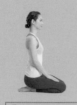

Preparation
▼

1

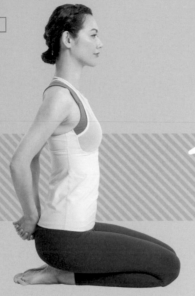

雙手交扣於背後

由金剛坐姿（P.19）起始，
雙手交扣於背後。

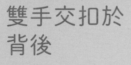

2

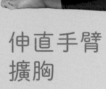

伸直手臂擴胸

伸直雙臂，肩膀下沉挺起
背脊。擴胸，伸展身體正
面。

功效部位！

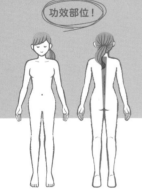

刺激整條脊椎，柔軟背
部。伸展上半身正面到
頸部的部位。

program 2
坐姿
增加脊椎彈性

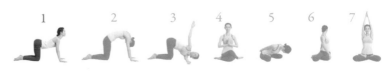

3

呈四足跪姿
背部後彎

移至四足跪姿，吸氣的同時後彎背部，感受胸部的擴展。

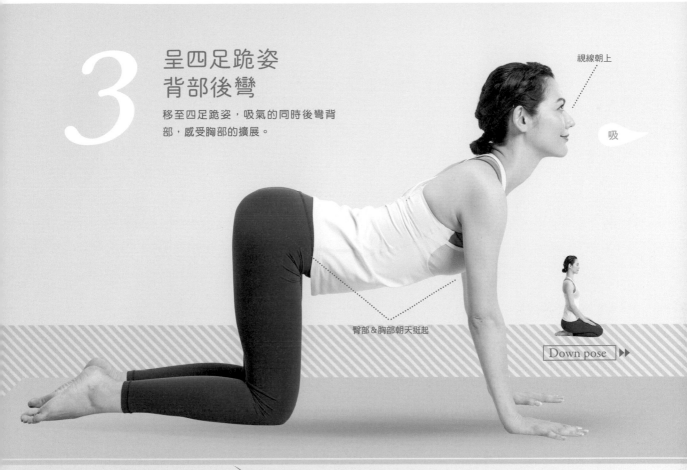

視線朝上

吸

臀部&胸部朝天挺起

Down pose ▶▶

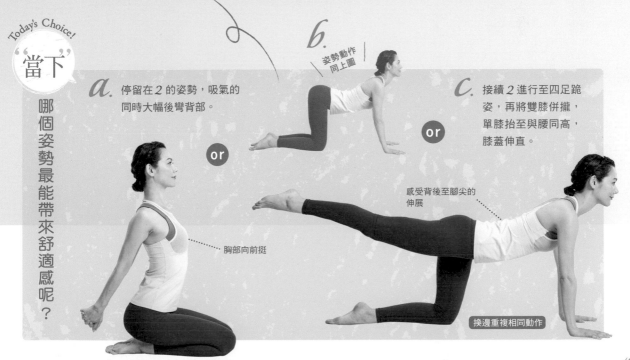

Today's Choice!

"當下"

哪個姿勢最能帶來舒適感呢？

a. 停留在 *2* 的姿勢，吸氣的同時大幅後彎背部。

胸部向前挺

or

b. 姿勢動作同上圖

or

c. 接續 *2* 進行至四足跪姿，再將雙膝併攏，單膝抬至與腰同高，膝蓋伸直。

感受背後至腳尖的伸展

換邊重複相同動作

49

貓式

穩定溫暖脊椎 按摩腹部

在四足跪姿中，如貓伸懶腰般拱起背部。
練習與牛式（P.48）組合的「貓牛式」*可加深脊椎伸展。

※ 收錄於program 6「提神醒腦 晨間瑜伽課程」。

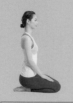

Preparation

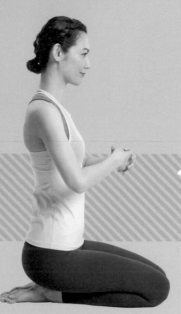

1

雙手
交扣於胸前

由金剛坐姿（P.19）起始，
雙手交扣於胸前。

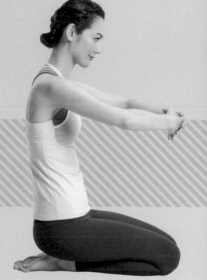

2

手臂伸直
拱起背部

雙臂朝前方伸直，
拱起後背。

功效部位！

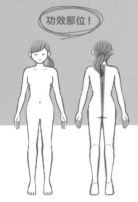

刺激整條脊椎，柔軟背
部，伸展上半身背面至
頸部的部位。

program 2
坐姿
增加脊椎彈性

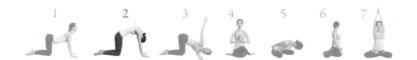

1　　2　　3　　4　　5　　6　　7

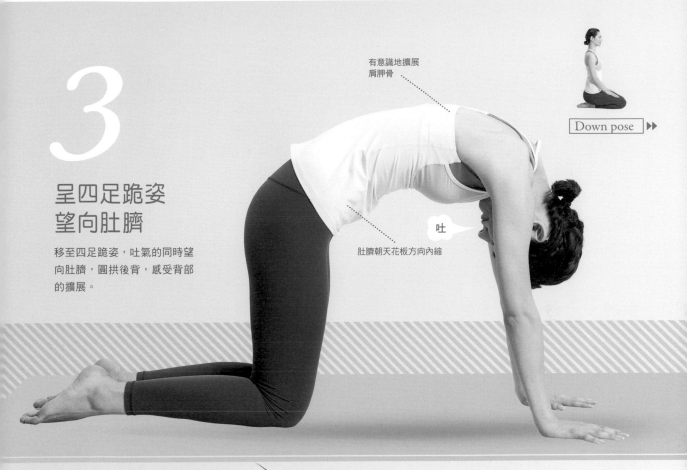

3

呈四足跪姿
望向肚臍

移至四足跪姿，吐氣的同時望
向肚臍，圓拱後背，感受背部
的擴展。

有意識地擴展
肩胛骨

吐

肚臍朝天花板方向內縮

Down pose ▶▶

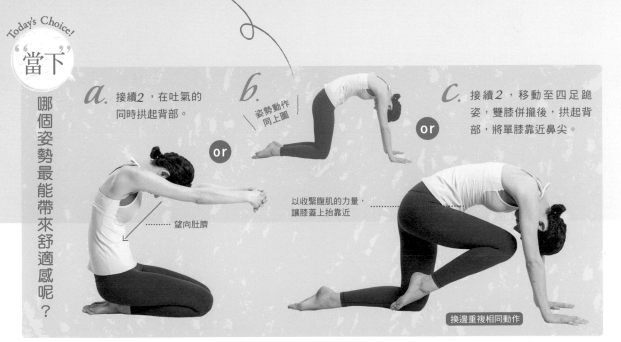

Today's Choice!

當下

哪個姿勢最能帶來舒適感呢？

a. 接續2，在吐氣的
同時拱起背部。

望向肚臍

b. 姿勢動作
同上圖

or

c. 接續2，移動至四足跪
姿，雙膝併攏後，拱起背
部，將單膝靠近鼻尖。

or

以收緊腹肌的力量，
讓膝蓋上抬靠近

換邊重複相同動作

手臂如線穿過針眼一般,通過腋下的扭轉體式。
屬於輕度倒立的姿勢,具有促進血液循環的效果。

穿針式

舒緩肩膀&背部緊繃 刺激內臟

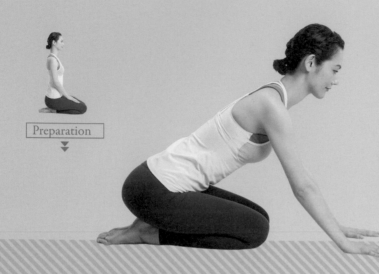

Preparation

1

雙手
於前方觸地

由金剛坐姿(P.19)起始,
雙手觸地。

呈四足跪姿

雙手打開與肩同寬,雙
膝打開與髖部同寬,移
動至四足跪姿。

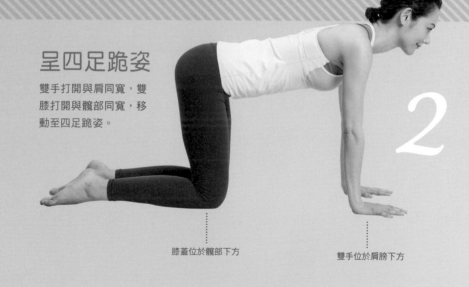

2

膝蓋位於髖部下方

雙手位於肩膀下方

功效部位!

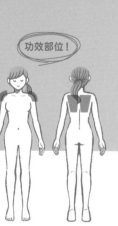

強力伸展頸部、肩膀、肩
胛骨,具有改善血液循環
&緊實上臂的效果。

program 2
坐姿
增加脊椎彈性

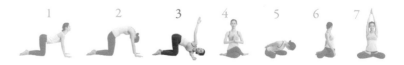

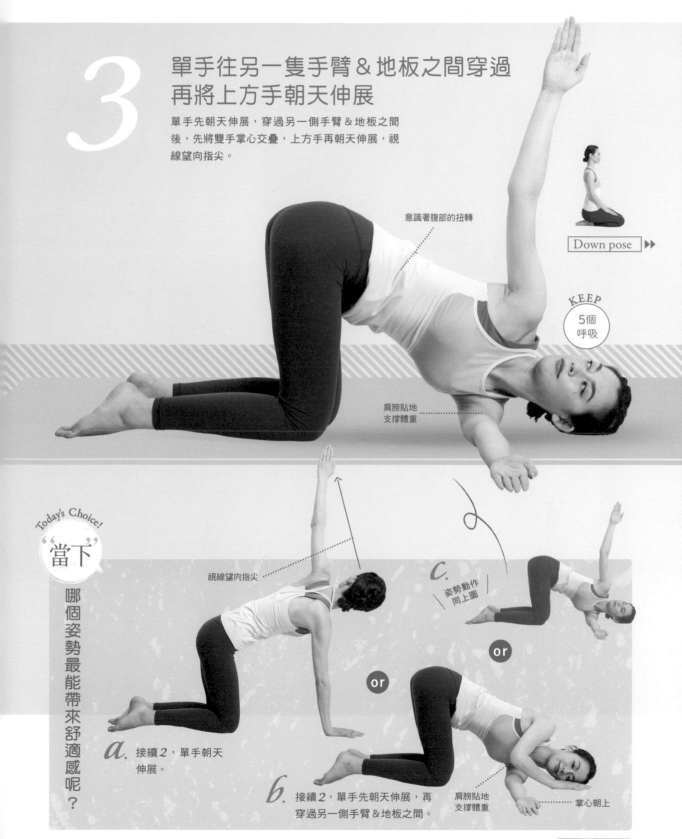

3

單手往另一隻手臂＆地板之間穿過再將上方手朝天伸展

單手先朝天伸展，穿過另一側手臂＆地板之間後，先將雙手掌心交疊，上方手再朝天伸展，視線望向指尖。

意識著腹部的扭轉

Down pose ▶▶

KEEP
5個
呼吸

肩膀貼地
支撐體重

Today's Choice!

"當下"

哪個姿勢最能帶來舒適感呢？

視線望向指尖

a. 接續2，單手朝天伸展。

or

b. 接續2，單手先朝天伸展，再穿過另一側手臂＆地板之間。

c. 姿勢動作同上圖

or

肩膀貼地
支撐體重

掌心朝上

換邊重複相同動作

53

牛面式

調整脊椎 調節全身血液循環

均衡刺激全身，調整左右高低不平衡的體式。
身體僵硬者，請以舒適感為優先，
在自己能接受的範圍內進行練習。

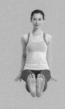

Preparation

Check!

無法盤腿者，亦可
維持姿勢並合掌。

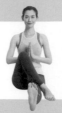

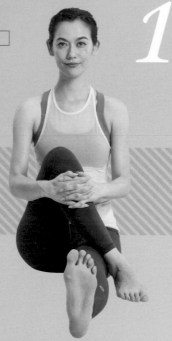

1

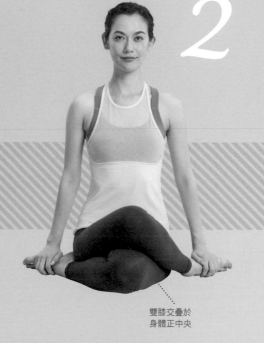

2

雙膝交疊於
身體正中央

單腳屈膝立起
雙腳交叉

由手杖式（P.19）起始，單腳屈
膝立起後拉近身體，腳掌於伸直
腿的大腿外側踏地。

下方腳屈膝
雙膝上下交疊

彎曲伸直腿，讓雙膝上下交疊，
並將兩腳踝分別湊近臀部兩側。

功效部位！

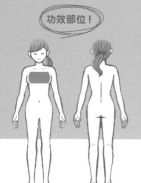

胸部往上挺，可柔軟上半
身正面。雙手於背後交
扣，則具有舒緩肩膀僵硬
＆緊實上臂的效果。

program 2
坐姿
增加脊椎彈性

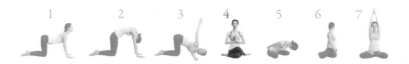

1   2   3   4   5   6   7

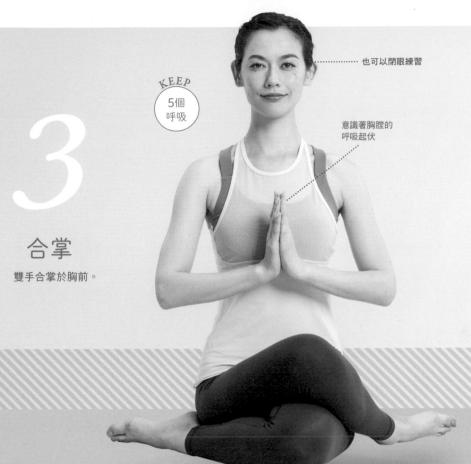

也可以閉眼練習

KEEP
5個
呼吸

意識著胸腔的
呼吸起伏

3

合掌

雙手合掌於胸前。

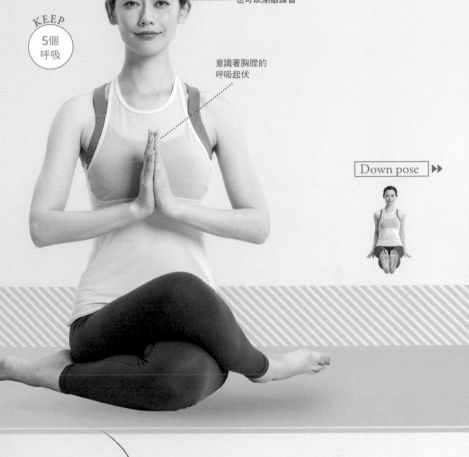

Down pose ▶▶

Today's Choice!

"當下"

哪個姿勢最能帶來舒適感呢？

伸展背脊

a. 接續 *2*，雙手交扣抱住膝蓋，下巴內縮。

b. 姿勢動作同上圖

or

or

c. 接續 *2*，與上方腳同側的手臂向上舉起，再彎曲手肘與另一隻手於背後相扣。

視線微微朝上

Back

十指相扣。如果雙手搆不到，讓雙肘盡量湊近中央亦可。

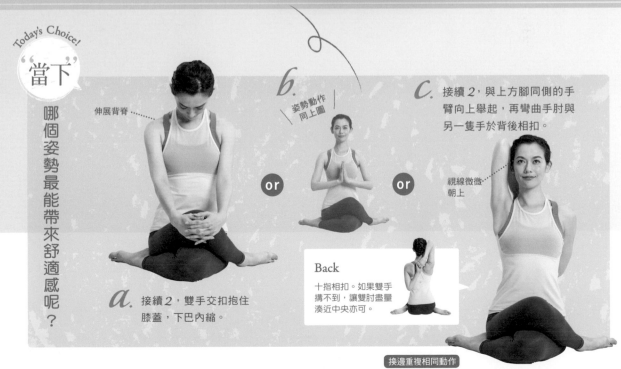

換邊重複相同動作

55

本體式以讓體內能量覺醒而聞名。
藉由對腹部周圍施加穩定的刺激，可有效地調節內臟機能。

盤腿前彎式

消除腹部瘀血 改善便秘

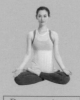

Preparation
↓

1

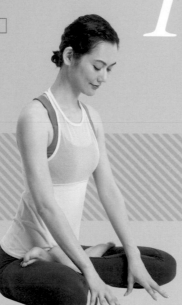

雙手在前方觸地

由蓮花坐姿（P.19）起始，
雙手於前方觸地。

2

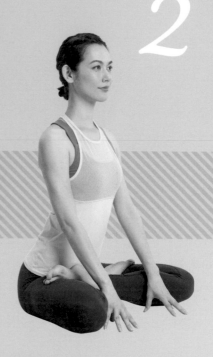

挺胸

伸展背脊，挺胸。

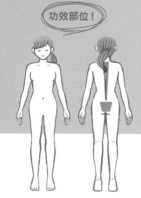

功效部位！

能和緩伸展腰椎＆骶骨
等腰部周圍部位及脊
椎。盤腿坐也具有調整
髖關節的效果。

program 2
坐姿
增加脊椎彈性

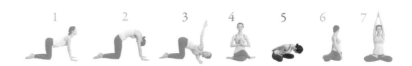

3

在背後反手抓握手腕 身體前傾

雙手繞到背後，單手握住另一隻手的手腕，吸氣。吐氣的同時，身體緩緩向前傾。

Check!

無法盤腿坐者，採取金剛坐姿（P.19）也OK。雙手改為握拳抵放在腿根處。

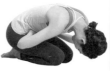

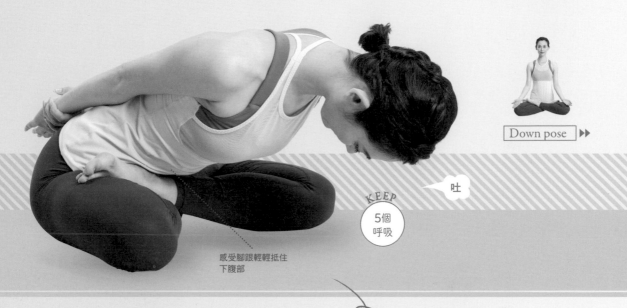

Down pose ▶▶

KEEP
5個
呼吸

吐

感受腳跟輕輕抵住下腹部

Today's Choice!

"當下"

哪個姿勢最能帶來舒適感呢？

集中意識感受腰部周圍

頸部放鬆不用力

a. 接續 *2*，一邊吐氣，一邊將雙手伸向前方，身體前傾至手肘觸地。

or

b. 姿勢動作同上圖

or

c. 接續 *2*，手握足弓，吐氣的同時，身體緩緩前傾。

意識集中在加深前傾時，壓收下腹部的感受

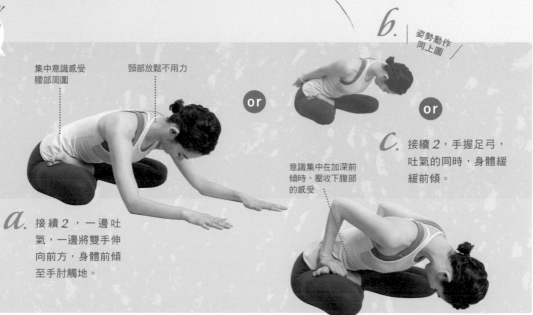

巴拉瓦伽式

伸展脊椎、肩膀、腰部 按摩腹部

雙腳屈膝平放於同側地面，扭轉上半身的體式。
左右均衡練習，可調整脊椎及骨盆，並使心緒安定平和。

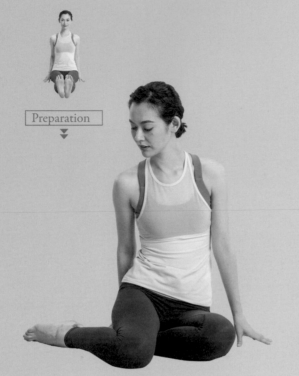

Preparation
↓

1 雙膝彎曲
雙腳平放

由手杖式（P.19）起始，
雙膝彎曲，雙腳側倒平放
在地面上。

2 大幅度打開
兩膝蓋的距離

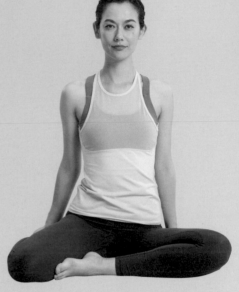

雙腳大幅打開避免交疊，
先在此姿勢伸展背脊。

功效部位！

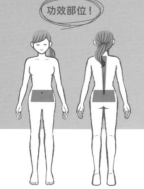

利用轉體動作來刺激脊
椎＆腰部。具有舒緩腰
痛、提高內臟機能、緊
實腰部的效果。

program 2
坐姿
增加脊椎彈性

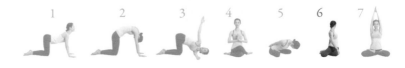

1 2 3 4 5 6 7

3

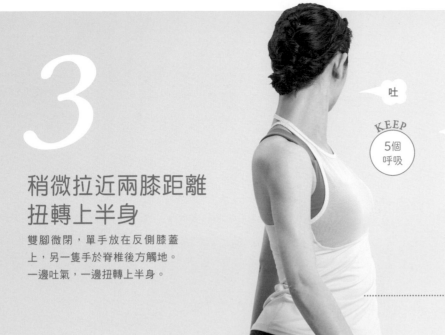

吐

KEEP
5個
呼吸

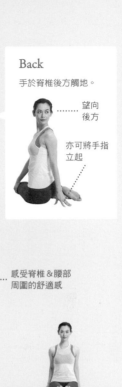

Back
手於脊椎後方觸地。

.... 望向
後方

亦可將手指
立起

稍微拉近兩膝距離
扭轉上半身

雙腳微閉,單手放在反側膝蓋
上,另一隻手於脊椎後方觸地。
一邊吐氣,一邊扭轉上半身。

.... 感受脊椎&腰部
周圍的舒適感

Down pose ▶▶

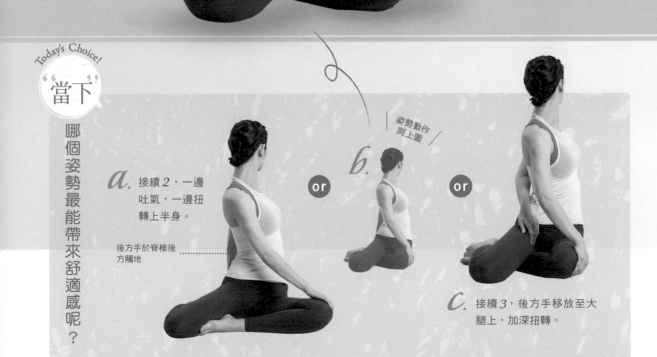

Today's Choice!

"當下"

哪個姿勢最能帶來舒適感呢?

a. 接續2,一邊
吐氣,一邊扭
轉上半身。

後方手於脊椎後
方觸地 ....

or

b. 姿勢動作
同上圖

or

c. 接續3,後方手移放至大
腿上,加深扭轉。

換邊重複相同動作

59

坐山式

舒緩頸部&肩膀周圍的緊繃

以身體中央為軸心，雙手朝天抬起的體式。
具有矯正姿勢&穩定心神的效果。

Preparation

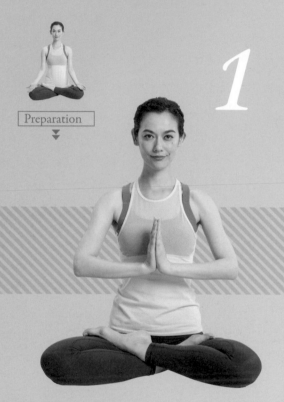

1

合掌

由蓮花坐姿（P.19）起始，
雙手合掌於胸前，伸展背脊。

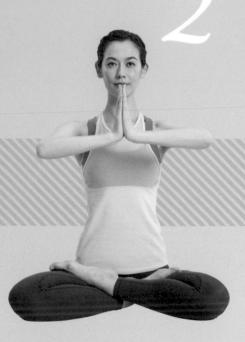

2

手臂朝天抬起

手肘儘量保持與手腕同高，
慢慢地一起往上抬。

功效部位！

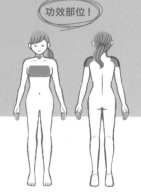

放鬆頸部、肩膀周圍，改
善血液循環。亦可和緩地
擴胸使呼吸更加輕鬆。

program 2
坐姿
增加脊椎彈性

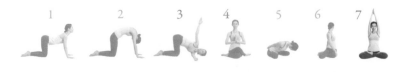

1   2   3   4   5   6   7

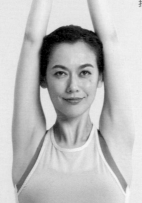

指尖朝天伸展

Down pose ▶▶

KEEP
5個
呼吸

3

手肘伸直
雙臂貼耳

手肘伸直,雙手保持合掌舉至頭
頂正上方。手臂內側貼近耳朵。

Check!

無法盤腿者,採取
金剛坐姿(P.19)
也OK。

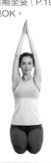

Today's Choice!

"當下"

哪個姿勢最能帶來舒適感呢?

a. 接續 2,最終將合掌
的雙手抬放在頭上。

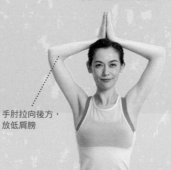

手肘拉向後方,
放低肩膀

or

姿勢動作
同上圖

b.

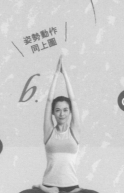

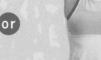
or

不要聳肩

c. 接續 3,打開合掌的雙手,
雙臂平行伸展。

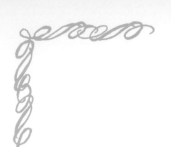
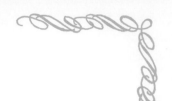

Column

02
......

關於呼吸 ②

以呼吸控制能量的調息呼吸法（P.44），是藉由停止呼吸、繃緊肌肉來鎖住能量的方法，非常講求高度技巧，應接受專業人士指導學習。初學者建議先從有意識地「拉長吐氣」開始練習。

首要注意的是呼吸的姿勢。讓腰·背·頭保持一直線，意識著身體構成的三角線，以蓮花坐姿（或簡易坐、金剛坐姿→P.19）保持靜坐。

或坐在椅子上練習亦可。請擴展胸廓，以肺部呼吸來練習。首先，讓吸氣＆吐氣保持1：1相同長度；然後逐漸加長吐氣，調整成1：2的節奏。剛開始如果感到難受，不用勉強自己，可將呼吸恢復成1：1。隨著每天的靜坐練習，循序漸進地訓練自己能進行10次1：2的吸氣＆吐氣即可。藉由緩慢呼吸，讓體內增加能鬆弛血管壁的一氧化氮，可保持穩定血流＆血壓，並得到減輕壓力的效果。

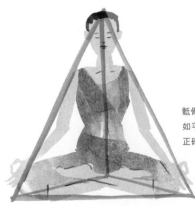

骶骨·胸部後側·後腦杓如平貼抵住牆壁般，即是正確的坐姿。

※調息呼吸法的準備＆步驟，以及淨化體內的方法，可參見P.26「即效一招·調息練習」。

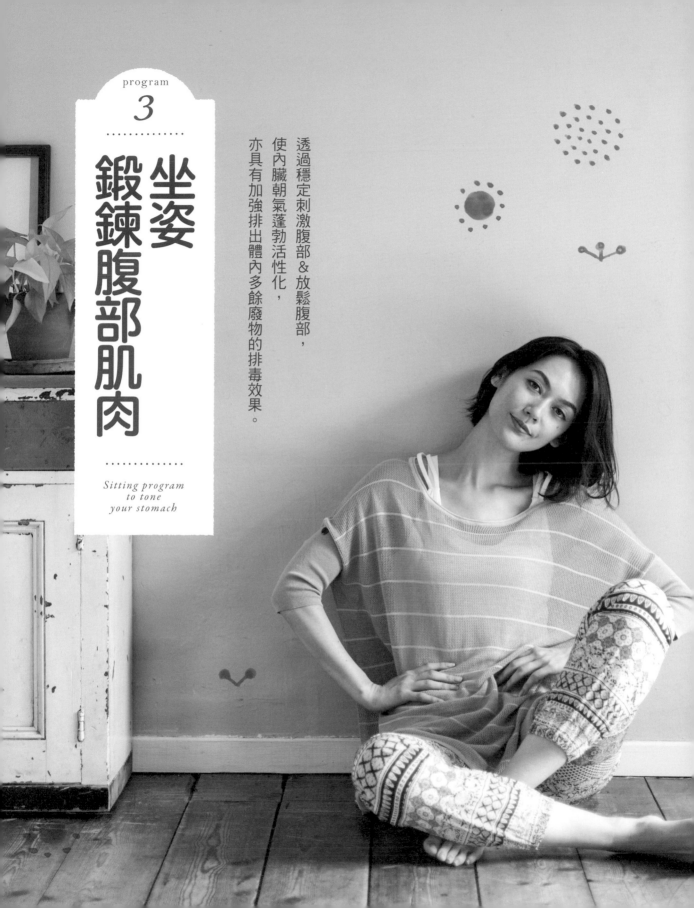

坐姿

鍛鍊腹部肌肉

Sitting program
to tone
your stomach

透過穩定刺激腹部＆放鬆腹部，
使內臟朝氣蓬勃活性化，
亦具有加強排出體內多餘廢物的排毒效果。

坐姿
鍛鍊
腹部肌肉

後彎

前彎

2
反向棒式

刺激手臂肌肉。

start

1
頭碰膝式

伸展身體背面,給予
腹部穩定刺激。

促進消化・排泄
調整腹部狀態

這是本書第二個坐姿課程。重點在於對腹
部施加適度刺激,提高內臟功能,改善消
化吸收機能。推薦在腸胃狀況不佳、希望
排出體內毒素進行身心排毒時進行。編排
於課程中段的拉弓式,較要求髖關節柔軟
度&專注力,因此請抱持著讓身體逐漸習
慣的心態,緩慢地調整個人體況。

7
坐角式

伸展雙腳內側。

前彎

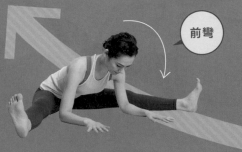

※為了加強效果&靜心體會舒
暢的餘韻,建議在串聯課程
最後進行5分鐘以上的大休
息式(P.18),緩慢調節
呼吸。

Basic

 前彎 後彎 扭轉　課程體式動作的
三大要素

Other

 伸展　穿插在三大要素之間
的其他姿勢。

體式動作的要素參見 ▶ P.20

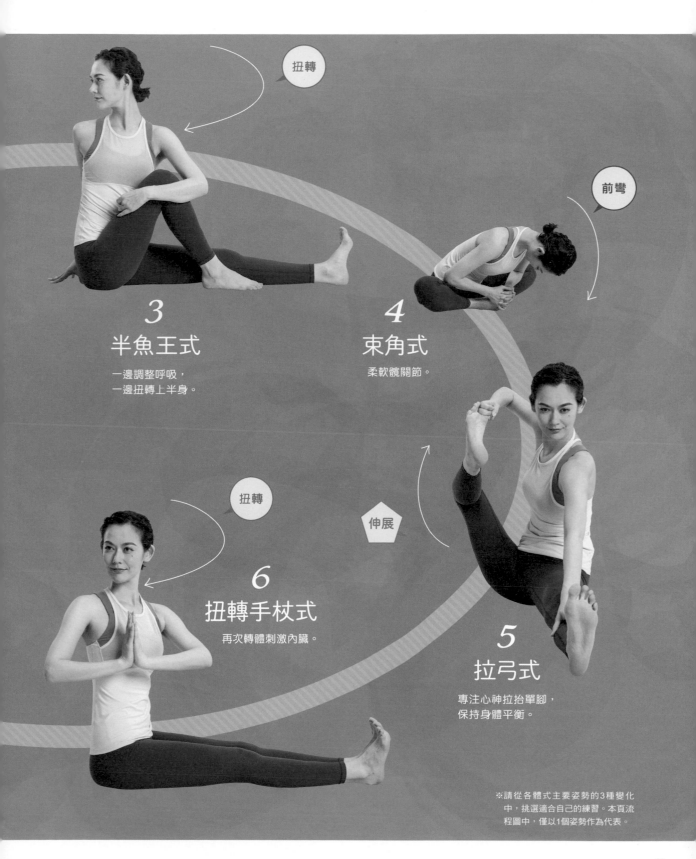

扭轉

前彎

3
半魚王式
一邊調整呼吸，
一邊扭轉上半身。

4
束角式
柔軟髖關節。

扭轉

伸展

6
扭轉手杖式
再次轉體刺激內臟。

5
拉弓式
專注心神拉抬單腳，
保持身體平衡。

※請從各體式主要姿勢的3種變化
中，挑選適合自己的練習。本頁流
程圖中，僅以1個姿勢作為代表。

伸展身體背面放鬆背部，具有穩定心情的效果。
是初學者也能輕易練習的人氣體式。

坐姿前彎式

提高脊柱柔軟度 促進消化・吸收・排泄

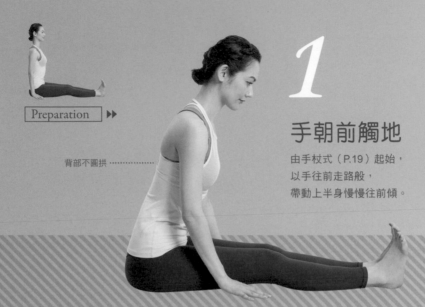

Preparation ▶▶

背部不圓拱⋯⋯⋯⋯

1 手朝前觸地

由手杖式（P.19）起始，
以手往前走路般，
帶動上半身慢慢往前傾。

2 加深前彎

脊椎保持伸直，
加深前彎程度。

從腿根前傾
上半身

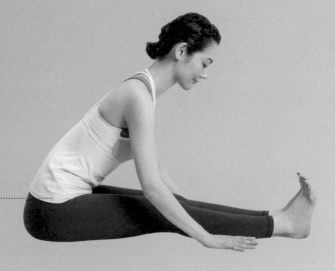

功效部位！

伸展背部到大腿後側的
部位，可充分地舒緩背
部＆腰部疼痛。

program 3
坐姿
鍛鍊腹部肌肉

1 　2 　3 　4 　5 　6 　7

3 手指勾住腳趾前彎

以食指＆中指勾住腳拇趾，一邊吐氣，
雙肘一邊橫向打開進行前彎，伸展背部。

Down pose ▶▶

KEEP
5個
呼吸

吐

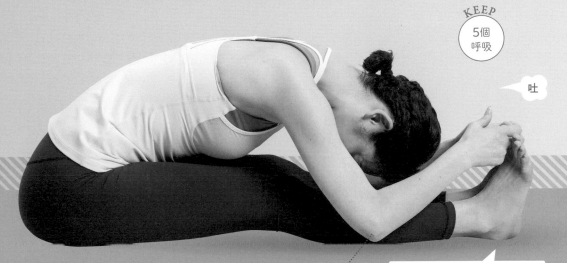

手肘不用力，
放鬆頸部

Zoom Up
以2根手指抓住
腳拇趾。

Today's Choice!
"當下"

哪個姿勢最能帶來舒適感呢？

以背部
感受呼吸

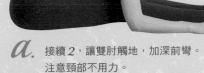

or

a. 接續2，讓雙肘觸地，加深前彎。
注意頸部不用力。

b. 姿勢動作
同上圖

or

c. 接續2，抓住腳
小趾兩側，加深
前彎身體。

腳後跟往前推

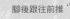

手臂在身後支撐體重，強力伸展身體正面。
此體式極講求軀幹＆手臂的肌力，可鍛鍊體能力量。

反向棒式

伸展肩膀・胸部・雙腳正面 鍛鍊軀幹

Preparation ▶▶

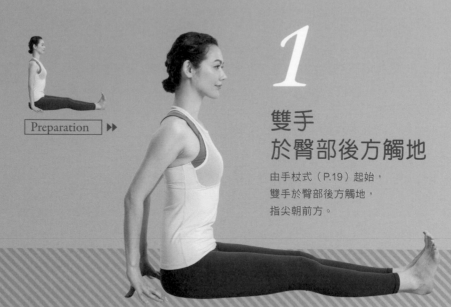

1

雙手於臀部後方觸地

由手杖式（P.19）起始，
雙手於臀部後方觸地，
指尖朝前方。

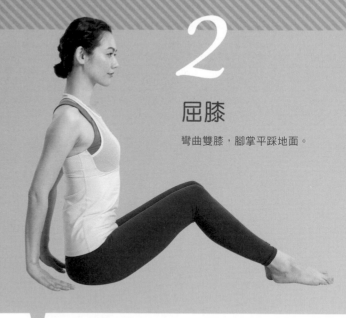

2

屈膝

彎曲雙膝，腳掌平踩地面。

功效部位！

鍛鍊肩膀，伸展胸部、
大腿前側等身體正面。

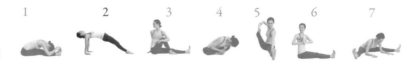

program 3	1	2	3	4	5	6	7
坐姿 鍛鍊腹部肌肉							

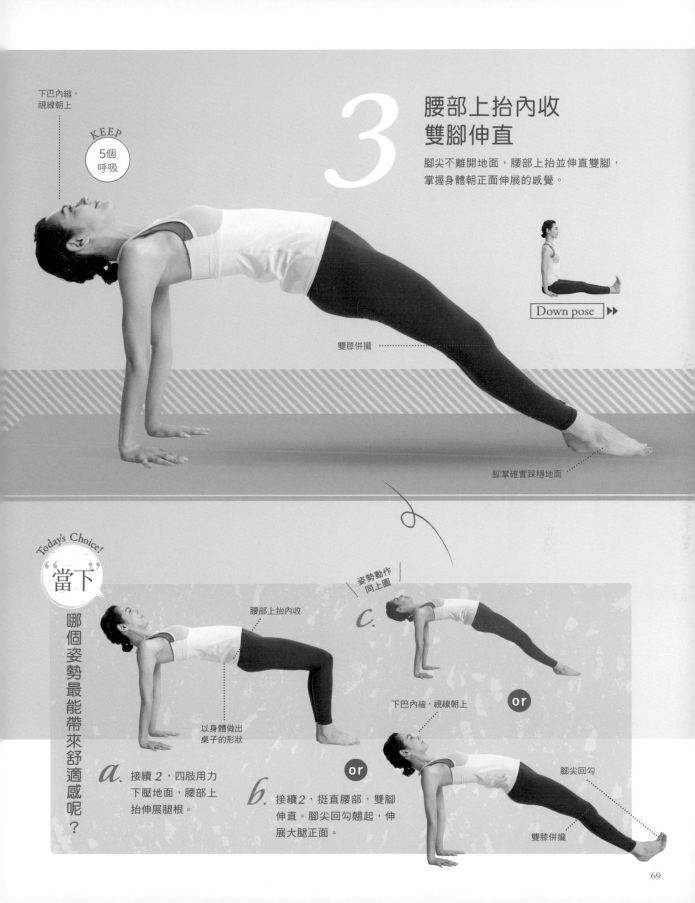

下巴內縮，
視線朝上

KEEP
5個
呼吸

3 腰部上抬內收
雙腳伸直

腳尖不離開地面，腰部上抬並伸直雙腳，
掌握身體朝正面伸展的感覺。

Down pose ▶▶

雙膝併攏

腳掌確實踩穩地面

Today's Choice!

"當下"

哪個姿勢最能帶來舒適感呢？

腰部上抬內收

以身體做出
桌子的形狀

a. 接續 *2*，四肢用力
　　下壓地面，腰部上
　　抬伸展腿根。

姿勢動作
同上圖

c.

or

b. 接續 *2*，挺直腰部，雙腳
　　伸直。腳尖回勾翹起，伸
　　展大腿正面。

下巴內縮，視線朝上

or

腳尖回勾

雙膝併攏

以坐姿朝側面轉體的體式。練習時緩慢重複呼吸，
想像自己將壞物質全數排出體外。

半魚王式

提高脊椎柔軟度 促進腹部內臟血液循環

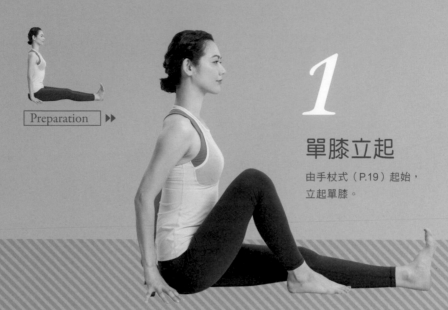

Preparation ▶▶

1

單膝立起

由手杖式（P.19）起始，
立起單膝。

2

單手抱膝

單手臂抱住反側膝蓋，
另一手以指尖在後方觸地。

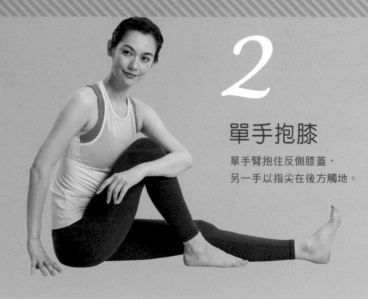

功效部位！

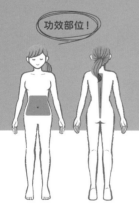

刺激並矯正脊椎，提高
肋骨周圍柔軟度。也有
雕塑腰線的效果。

program 3
坐姿
鍛鍊腹部肌肉

1　　2　　3　　4　　5　　6　　7

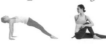

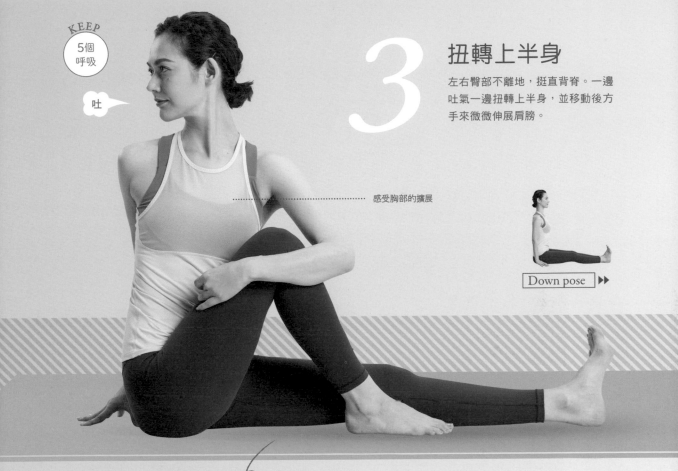

吐

3 扭轉上半身

左右臀部不離地，挺直背脊。一邊吐氣一邊扭轉上半身，並移動後方手來微微伸展肩膀。

感受胸部的擴展

Down pose ▶▶

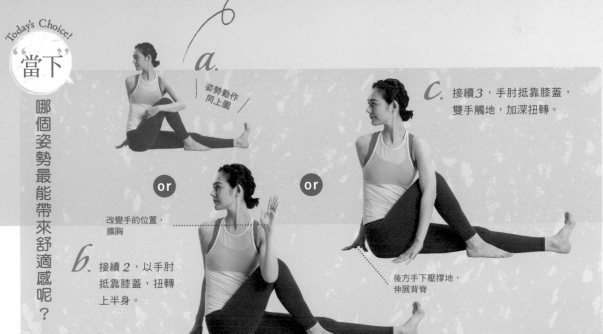

Today's Choice!

"當下"

哪個姿勢最能帶來舒適感呢？

a.
姿勢動作
同上圖

c. 接續3，手肘抵靠膝蓋，雙手觸地，加深扭轉。

or

or

改變手的位置，擴胸

b. 接續2，以手肘抵靠膝蓋，扭轉上半身。

後方手下壓撐地，伸展背脊

換邊重複相同動作

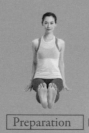

DVD
3-4

束角式

舒緩疲勞 改善全身循環

兩腳掌相貼的體式。可提高髖關節柔軟度，
改善上半身到下半身的循環，並具有安定心神的效果。

Preparation ▶▶

1

雙手
扶住大腿內側

由手杖式（P.19）起始，
雙手扶住大腿內側。

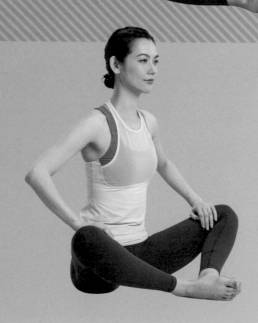

2

兩腳掌相貼

打開膝蓋，讓左右腳掌貼合。

功效部位！

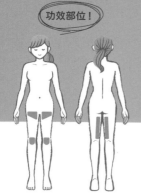

藉由打開髖關節，將雙腳
拉近身體的動作，伸展大
腿內側、腿根及膝蓋。

program 3
坐姿
鍛鍊腹部肌肉

 1   2   3   4   5   6   7

3 放低膝蓋，身體前傾

雙腳拉近身體，雙手交握腳尖，放低膝蓋。
再將上半身前傾，手肘放在雙腳上，放鬆上半身。

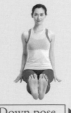

Down pose ▶▶

KEEP
5個
呼吸

吐

感受大腿內側的伸展

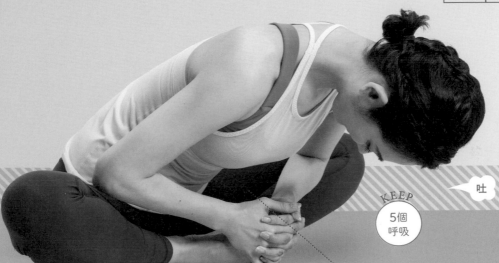

Today's Choice!
"當下"

哪個姿勢最能帶來舒適感呢？

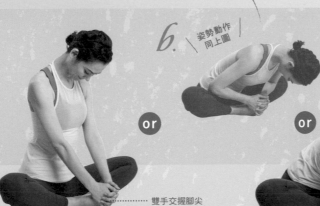

a. 接續2，將雙腳拉近身體，
放低膝蓋，視線望向腳尖。

雙手交握腳尖

b. ＼姿勢動作 同上圖／

or

c. 接續2，將雙腳拉近身
體，放低膝蓋，身體前傾
至雙手觸地。在手肘觸地
的範圍內維持姿勢。

or

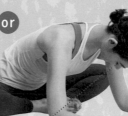

放鬆頸部的力量，
視線望向地板

拉弓式

提高髖關節柔軟度 增強內臟機能

以猶如拉弓弦的姿勢而得其名。
不僅能提高髖關節柔軟度，
也是很講究肩膀、手腕、體幹力量的高難度動作。

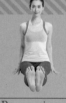

Preparation ▶▶

1

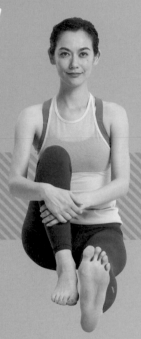

單膝彎曲

由手杖式（P.19）起始，彎曲
單膝拉近身體，並以雙手固定
姿勢。

2

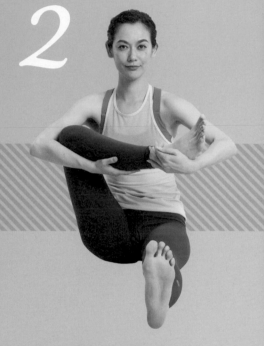

捧起單腳

將腳再拉近身體，
以雙手捧腳的姿勢抬腳。

功效部位！

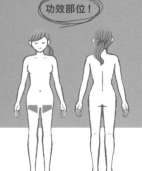

除了可以提高髖關節周
圍柔軟度，雙手將腳拉
近身體的動作，亦可鍛
鍊肩膀＆手臂。

program 3
坐姿
鍛鍊腹部肌肉

1	2	3	4	5	6	7

視線望向前方腳尖 ············

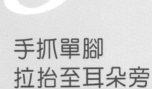

3

手抓單腳
拉抬至耳朵旁

以食指＆中指勾住抬起腿的拇趾，拉往耳朵旁。另一隻手朝腳尖方向伸展，深度伸展髖關節。

Zoom Up

手的食指＆中指勾住腳拇趾。

抬高單腿，
大幅向後拉伸 ············

KEEP

5個
呼吸

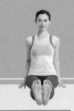

Down pose ▶▶

Today's Choice!

"當下"

哪個姿勢最能帶來舒適感呢？

視線望向前方 ············

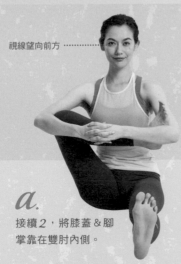

a.
接續 *2*，將膝蓋＆腳掌靠在雙肘內側。

or

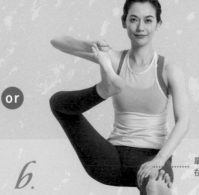

b.
接續 *2*，以食指＆中指勾住腳拇趾，輕輕拉向耳朵旁。

or

c.
姿勢動作
同上圖

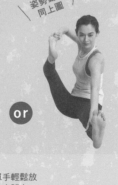

單手輕鬆放
在大腿上

換邊重複相同動作

DVD
3-6

調整脊椎&內臟機能

扭轉手杖式

由手杖式（P.19）扭轉上半身的體式。雖然動作很簡單，但練習時應避免臀部浮起，或姿勢不標準。

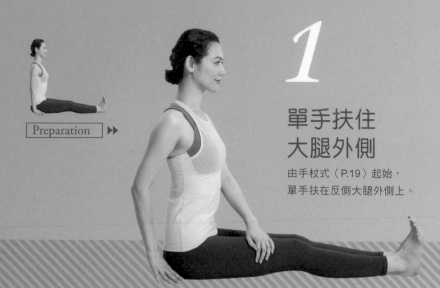

Preparation ▶▶

1

單手扶住大腿外側

由手杖式（P.19）起始，單手扶在反側大腿外側上。

2

背脊挺直

另一隻手在後方以指尖觸地

另一隻手以指尖在脊椎後方附近觸地。

功效部位！

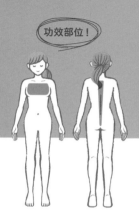

以扭轉動作刺激脊椎。胸部也可獲得深度伸展，使上半身清新煥然。

program 3
坐姿
鍛鍊腹部肌肉

1 2 3 4 5 6 7

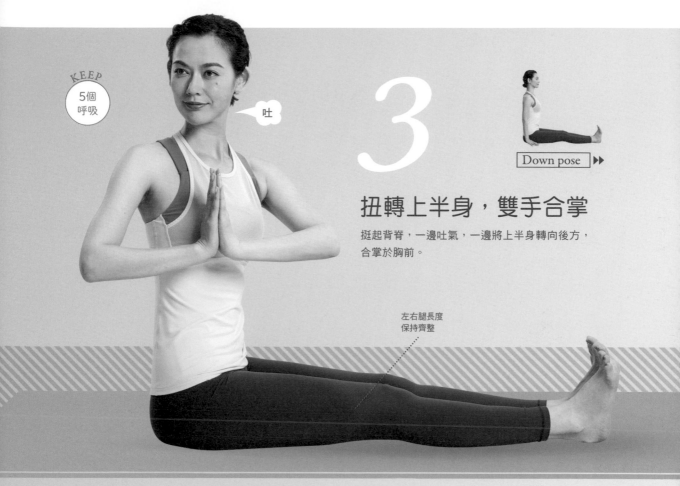

KEEP
5個
呼吸

吐

3

Down pose ▶▶

扭轉上半身，雙手合掌

挺起背脊，一邊吐氣，一邊將上半身轉向後方，
合掌於胸前。

左右腿長度
保持齊整

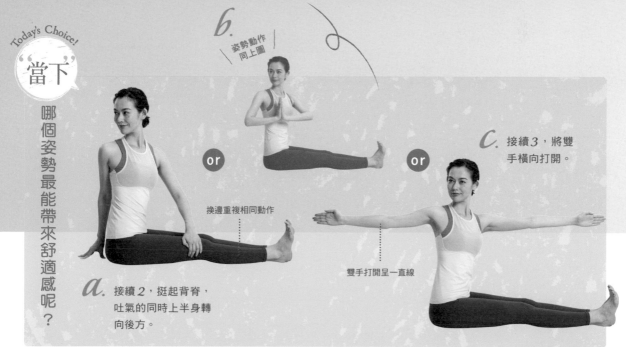

Today's Choice!

"當下"

哪個姿勢最能帶來舒適感呢？

b. 姿勢動作
同上圖

or

or

c. 接續3，將雙手橫向打開。

換邊重複相同動作

a. 接續2，挺起背脊，吐氣的同時上半身轉向後方。

雙手打開呈一直線

換邊重複相同動作

DVD
3-7

坐角式

伸展雙腳內側＆背脊，刺激腹部內臟

請求髖關節柔軟度的體式。
讓身體逐步習慣，打開雙腳吧！具有冷靜頭腦的效果。

Preparation ▶▶

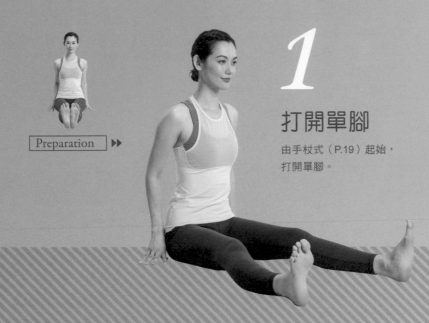

1 打開單腳

由手杖式（P.19）起始，
打開單腳。

2 打開另一隻腳

另一隻腳也往外打開，
使雙腳呈現90度。

挺直腰部

腳尖＆膝蓋朝天

功效部位！

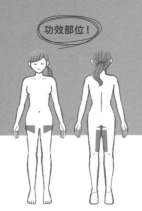

藉由大幅打開雙腳，強烈伸展髖關節周圍＆大腿內側。

program 3
坐姿
鍛鍊腹部肌肉

1 2 3 4 5 6 7

3

雙手朝前方伸展
身體前彎

保持挺直背脊，一邊吐氣，雙手一邊伸向前方。
在個人舒適範圍內以雙肘觸地。

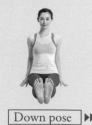

Down pose ▶▶

頸部放鬆 ⋯⋯⋯⋯

視線望向地板

吐

KEEP
5個
呼吸

感受大腿內側的伸展

Today's Choice!

"當下"

哪個姿勢最能帶來舒適感呢？

視線望向地板 ⋯⋯⋯⋯

腳尖&膝蓋朝天

感受大腿內側的伸展

a. 接續*2*，雙手於前方觸地，
挺直背脊。

b. 姿勢動作
同上圖

or

or

c. 接續*2*，雙手抓握小趾
外側，加深前彎。

頸部不用力

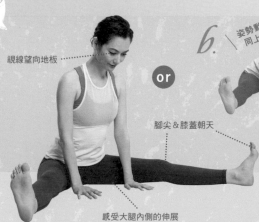

79

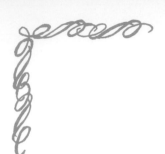

Column
03
......

關於大腦

試想，一旦學會腳踏車的騎法，似乎就能不費心力地運作身體？這是經大腦的身體恆定控制系統，自主性支配身體的狀態；儘管沒有認真思考或留意，就能自然而然保持體內平衡，在毫無壓力的情況下操控腳踏車。本書推薦的瑜伽，也是以連結大腦系統為終極目標。目的是透過反覆練習體式，將腦的身體恆定控制系統調節至最佳狀態，如此一來即使不太耗費思考也能流暢地練習瑜伽。拋開努力的念頭，讓身體

舒適地放鬆，發自內心享受體式動作帶來的愉悅感吧！

為此，反覆練習體式，讓動作熟練至自然非常重要。這樣的說法雖然乍看與「拋開努力的念頭」相互抵觸，但卻也是讓大腦適當運作的必要工程。將瑜伽視為生活的一部分，日復一日地持續反覆練習吧！當練習到身體在毫無壓力的情況下，自然而然隨心所欲地做出動作時，就能深刻體會瑜伽帶來的愉悅醍醐味。

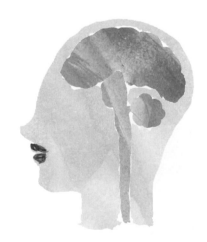

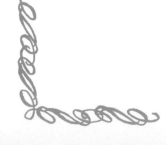

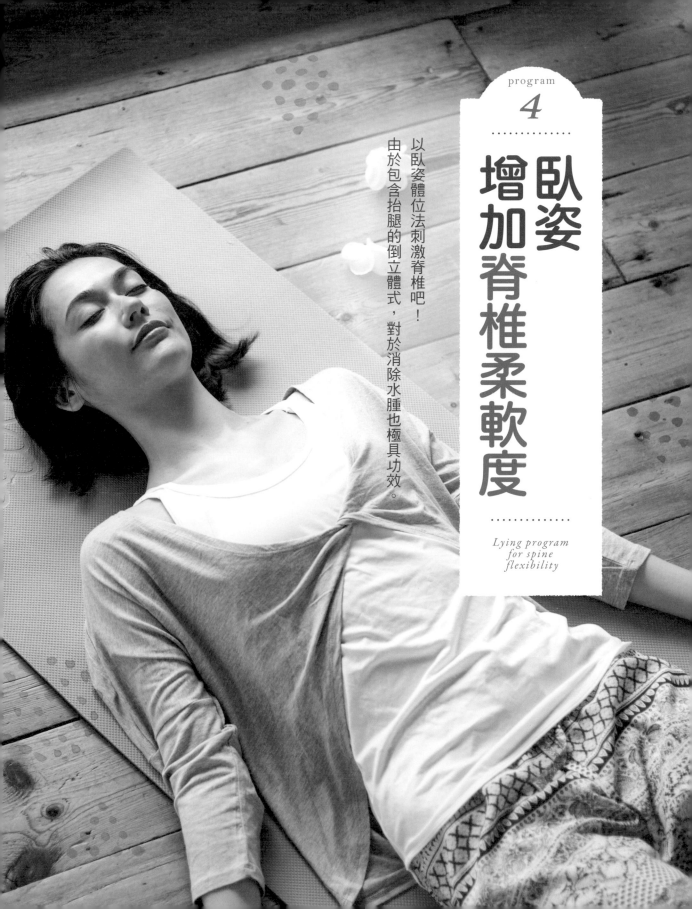

臥姿
增加脊椎柔軟度

以臥姿體位法刺激脊椎吧！
由於包含抬腿的倒立體式，對於消除水腫也極具功效。

*Lying program
for spine
flexibility*

program 4

臥姿
增加
脊椎柔軟度

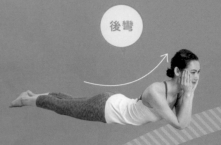

後彎

2
捧臉鱷魚式
溫和地後彎，矯正脊椎。

start

1
反船式

後彎

雕塑腳掌至背後曲線。

利用臥姿時的重力
有效率地刺激身體

俯臥在地，對脊椎進行重點性的刺激可使身體甦醒，因此本課程會令人感到神清氣爽且精神煥發。先充分伸展胸部至腿根，再以倒立的體式在不用力的情況下放鬆身體，感受身體背面也逐漸放鬆吧！此課程編排中也包含了活化甲狀腺機能的體式，可促進新陳代謝，協助打造不畏寒的體質。

7
魚式

後彎

伸展喉嚨 & 頸部，
讓頭腦神清氣爽。

※為了加強效果 & 靜心體會舒暢的餘韻，建議在串聯課程最後進行5分鐘以上的大休息式（P.18），緩慢調節呼吸。

Basic

課程體式動作的三大要素

Other

倒立　穿插在三大要素之間的其他體式動作。

體式動作的要素參見 ▶ P.20

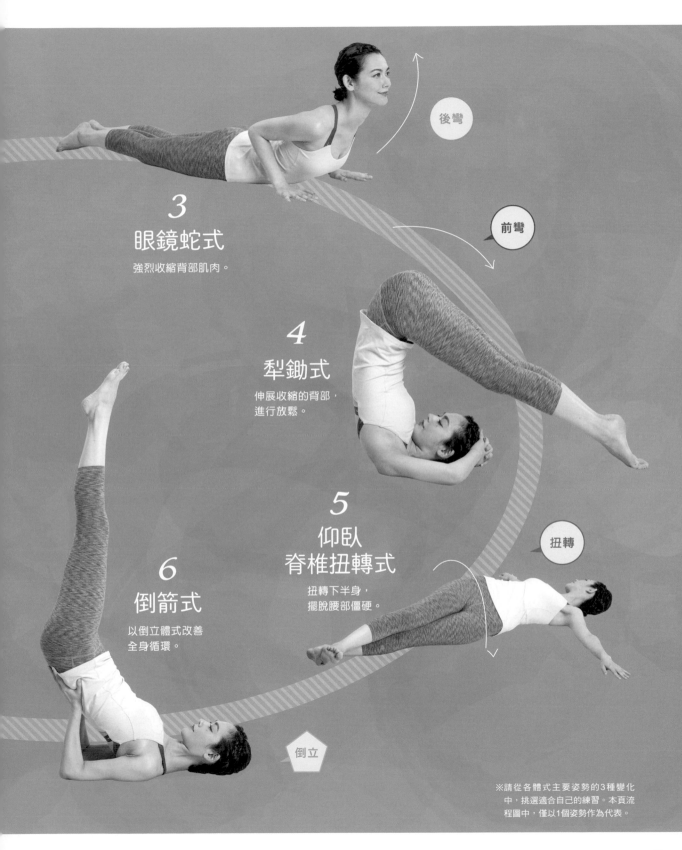

後彎

前彎

3

眼鏡蛇式

強烈收縮背部肌肉。

4

犁鋤式

伸展收縮的背部，
進行放鬆。

5

仰臥
脊椎扭轉式

扭轉下半身，
擺脫腰部僵硬。

扭轉

6

倒箭式

以倒立體式改善
全身循環。

倒立

※請從各體式主要姿勢的3種變化
中，挑選適合自己的練習。本頁流
程圖中，僅以1個姿勢作為代表。

DVD 4-1

反船式

伸展脊椎 增強腹部內臟機能

形似浮在水面上的小船，
在俯臥的姿勢中以腹部為支點撐起身體。
練習時，請確實感受繃緊背部到臀部的作用力量。

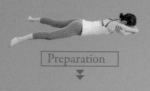

Preparation

1 雙腳併攏

由俯臥鱷魚式（P.19）起始，
雙腳併攏。

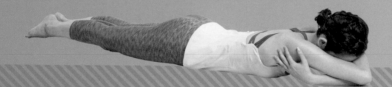

2 雙手伸直 額頭貼地

雙手往頭頂方向延伸，頸部放鬆
不用力，額頭貼地輕放。

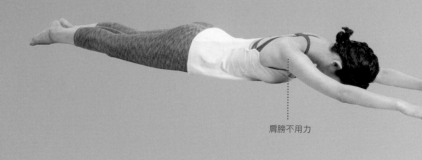

肩膀不用力

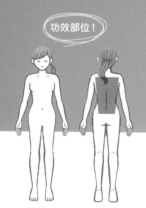

功效部位！

利用背部力氣撐起上半身
的動作，可刺激背肌，緊
實背部＆提高代謝力。

program 4
臥姿
增加脊椎柔軟度

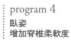

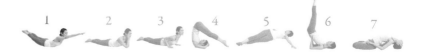

1　　2　　3　　4　　5　　6　　7

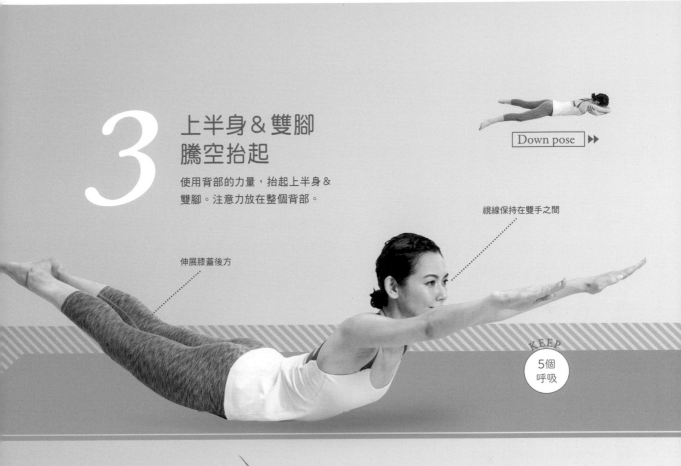

3

上半身 & 雙腳
騰空抬起

使用背部的力量，抬起上半身 &
雙腳。注意力放在整個背部。

Down pose ▶▶

視線保持在雙手之間

伸展膝蓋後方

KEEP

5個
呼吸

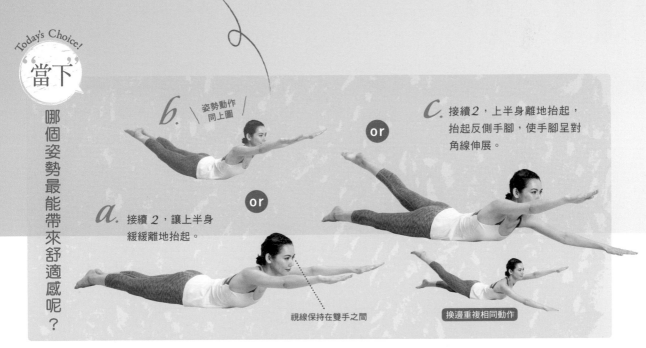

Today's Choice!

“當下”

哪個姿勢最能帶來舒適感呢？

b. 姿勢動作
同上圖

c. 接續 2，上半身離地抬起，
抬起反側手腳，使手腳呈對
角線伸展。

or

or

a. 接續 2，讓上半身
緩緩離地抬起。

視線保持在雙手之間

換邊重複相同動作

DVD
4-2

以托腮為特徵的體式。
上半身確實抬起，放低肩膀，注意力集中於背部。
可有效改善腰痛。

捧臉鱷魚式

提高脊椎柔軟度 增強腹部內臟機能

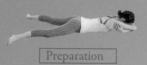

Preparation

1 雙腳併攏

由俯臥鱷魚式（P.19）起始，雙腳併攏，雙手往頭頂方向延伸，額頭貼地放鬆身體。

肩膀放鬆不用力

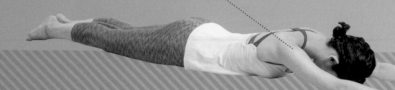

2 上半身挺起 雙臂貼近

胸部挺起，
雙臂逐漸朝彼此貼近。

以背部的力量挺起
上半身

功效部位！

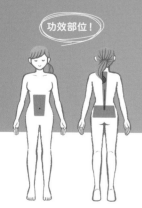

刺激腰部周圍＆脊椎，
提高背部柔軟度，同時
也能伸展腹直肌。

program 4
臥姿
增加脊椎柔軟度

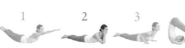

1   2   3   4   5

6   7

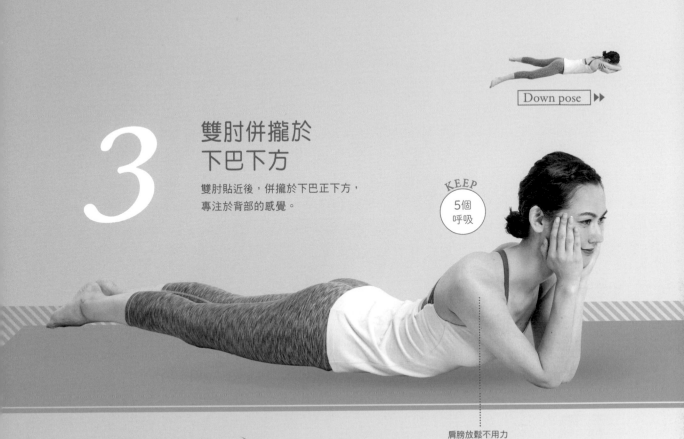

3

雙肘併攏於下巴下方

雙肘貼近後，併攏於下巴正下方，
專注於背部的感覺。

KEEP
5個
呼吸

肩膀放鬆不用力

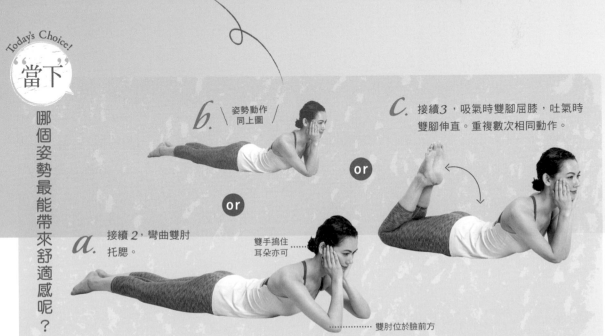

Today's Choice!

"當下"

哪個姿勢最能帶來舒適感呢？

b. 姿勢動作
同上圖

c. 接續3，吸氣時雙腳屈膝，吐氣時
雙腳伸直。重複數次相同動作。

or

or

a. 接續2，彎曲雙肘
托腮。

雙手摀住
耳朵亦可

雙肘位於臉前方

87

讓背部深層肌肉發揮作用，鍛鍊軀幹的體式。
身體後彎後，背部在產生緊繃感的同時，
腹部＆胸部隨之擴展開來，也有助於加強呼吸系統的機能。

眼鏡蛇式

提高消化力 增加脊椎柔軟度

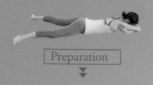

Preparation
▼

1 雙腳併攏
雙手伸直

由俯臥鱷魚式（P.19）起始，雙腳
併攏，雙手往頭頂方向延伸。額頭
貼地，放鬆身體。

肩膀放鬆不用力

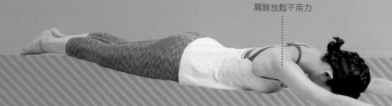

2 手肘彎曲
手掌貼放在胸側地面

雙肘彎曲，雙手分別放在胸部兩側，
夾收腋下。

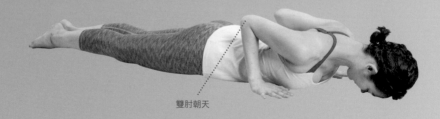

雙肘朝天

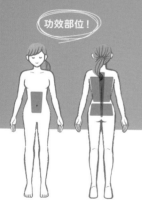

功效部位！

刺激腰部周圍＆脊椎，提
高背部柔軟度的同時，也
能有效伸展腹直肌。

program 4
臥姿
增加脊椎柔軟度

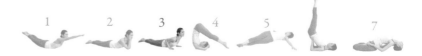

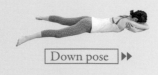

Down pose ▶▶

3 抬起上半身

以下腹部壓地的感覺挺起上半身，注意肩膀往後拉，將意識集中在頸部到腰部一帶。

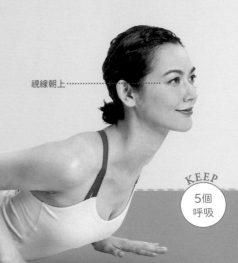

視線朝上

KEEP
5個
呼吸

Today's Choice!

當下

哪個姿勢最能帶來舒適感呢？

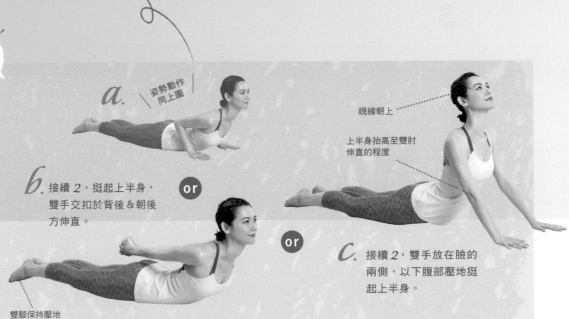

a. 姿勢動作同上圖

b. 接續2，挺起上半身，雙手交扣於背後＆朝後方伸直。

雙腳保持壓地

or

or

視線朝上

上半身抬高至雙肘伸直的程度

c. 接續2，雙手放在臉的兩側，以下腹部壓地挺起上半身。

DVD
4-4

犁鋤式

保持脊髓神經的健康 提高◯臟機能

以背部為中心,深度伸展後頸、大腿後側等部位。
待能穩定姿勢且感到放鬆,
就可隨個人喜好調整維持姿勢的時間。

⚠有頸部問題者請勿練習!

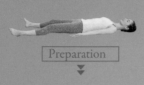

Preparation
↓

1 雙腳併攏
掌心貼地

由大休息式(P.18)起始,雙腳併攏,
掌心貼地。

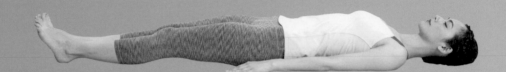

2 抬腿90度

膝蓋打直不彎曲,
緩緩抬向天花板。

伸展膝蓋 ⋯⋯⋯⋯

以腹部的力量
抬起雙腿

肩膀放鬆不用力

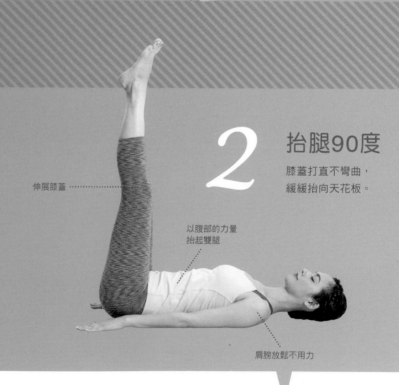

功效部位!

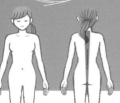

可充分伸展整條脊椎,
並兼具調整自律神經、
刺激甲狀腺的效果。

program 4
臥姿
增加脊椎柔軟度

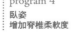
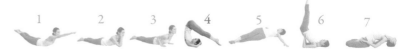

1 2 3 4 5 6 7

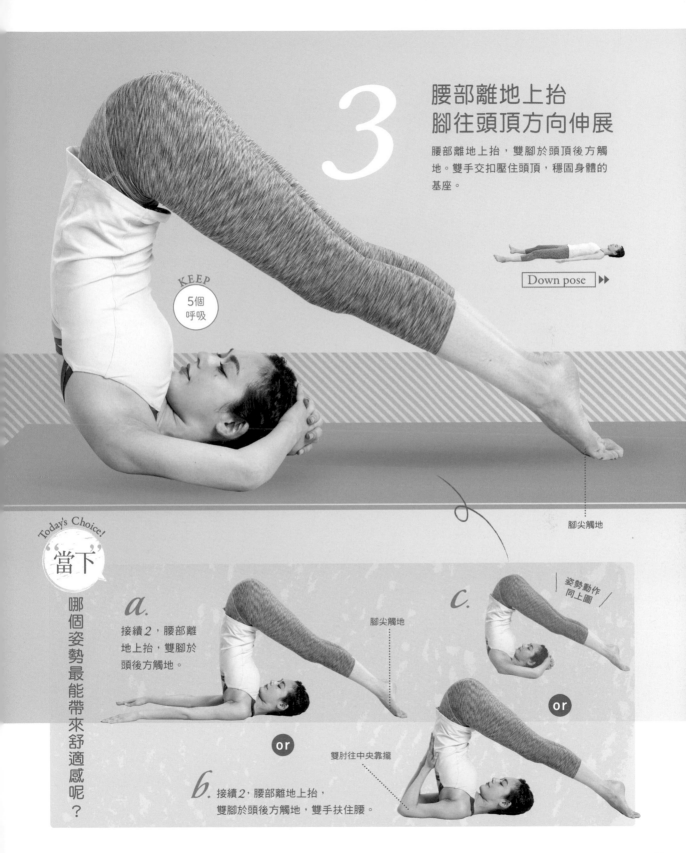

3 腰部離地上抬
脚往頭頂方向伸展

腰部離地上抬，雙腳於頭頂後方觸地。雙手交扣壓住頭頂，穩固身體的基座。

Down pose ▶▶

KEEP
5個
呼吸

脚尖觸地

Today's Choice!

當下

哪個姿勢最能帶來舒適感呢？

a. 接續2，腰部離地上抬，雙腳於頭後方觸地。

腳尖觸地

or

b. 接續2，腰部離地上抬，雙腳於頭後方觸地，雙手扶住腰。

雙肘往中央靠攏

c. 姿勢動作同上圖

or

仰臥脊椎扭轉式

提高脊柱柔軟度 刺激脊髓神經

扭轉下半身，具排毒作用的體式。
透過紮實的練習來確認左右邊身體的差異，打造左右平衡的身體。

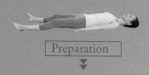

Preparation

1 雙腳併攏 雙手橫向打開

由大休息式（P.18）起始，雙腳併攏，
雙手打開與肩同高，掌心貼地。

放鬆肩膀

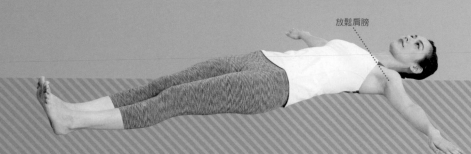

2 雙腳上下交疊

單腳腳踝放在另一隻腳的腳尖上，
雙腳上下交疊。

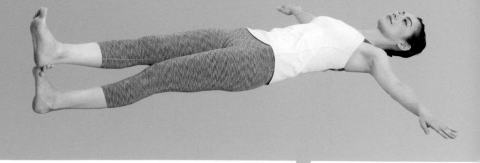

功效部位！

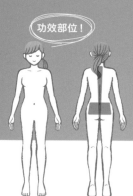
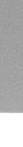

透過扭轉動作，促進腰
部與脊椎伸展＆活性
化。能有效舒緩腰部周
圍的僵硬＆疲勞。

program 4
臥姿
增加脊椎柔軟度

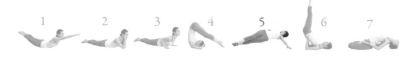

1   2   3   4   5   6   7

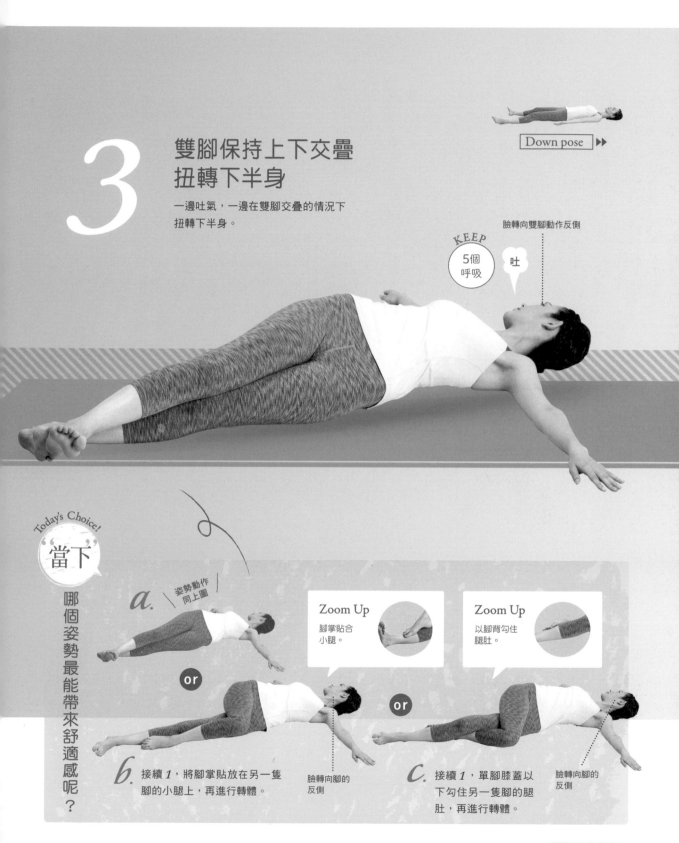

3

雙腳保持上下交疊
扭轉下半身

一邊吐氣，一邊在雙腳交疊的情況下
扭轉下半身。

Down pose ▶▶

臉轉向雙腳動作反側

KEEP
5個呼吸

吐

Today's Choice!
當下
哪個姿勢最能帶來舒適感呢？

a. ＼姿勢動作同上圖／

Zoom Up 腳掌貼合小腿。

Zoom Up 以腳背勾住腿肚。

or

b. 接續 *1*，將腳掌貼放在另一隻腳的小腿上，再進行轉體。

臉轉向腳的反側

or

c. 接續 *1*，單腳膝蓋以下勾住另一隻腳的腿肚，再進行轉體。

臉轉向腳的反側

換邊重複相同動作

DVD 4-6

倒箭式

促進血液循環 提高消化力

透過改善血液循環，促進內臟機能活性化的體式。
挑選適合當下自己的姿勢，
在最能感受到舒適感的時間內維持姿勢吧！

⚠有頸部問題者請勿練習！
⚠開始動作前，請先觀看DVD示範，謹慎練習！

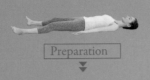
Preparation
▼

1 雙腳併攏 掌心貼地

由大休息式（P.18）起始，
雙腳併攏，掌心貼地。

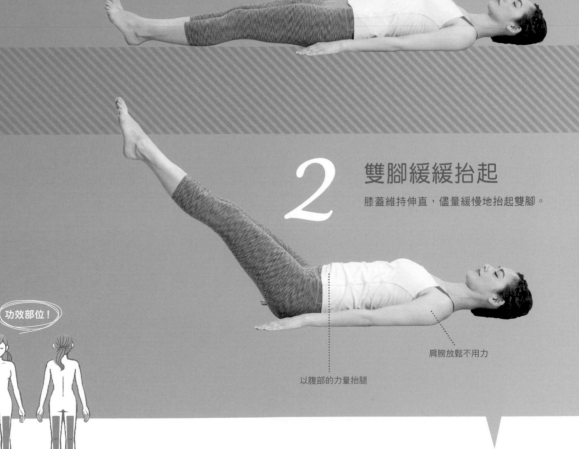

2 雙腳緩緩抬起

膝蓋維持伸直，儘量緩慢地抬起雙腳。

以腹部的力量抬腿

肩膀放鬆不用力

功效部位！

透過倒立姿勢，促進雙
腳的血液流通，減輕水
腫＆虛寒症狀。

program 4
臥姿
增加脊椎柔軟度

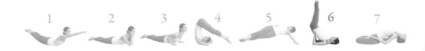
1　　2　　3　　4　　5　　6　　7

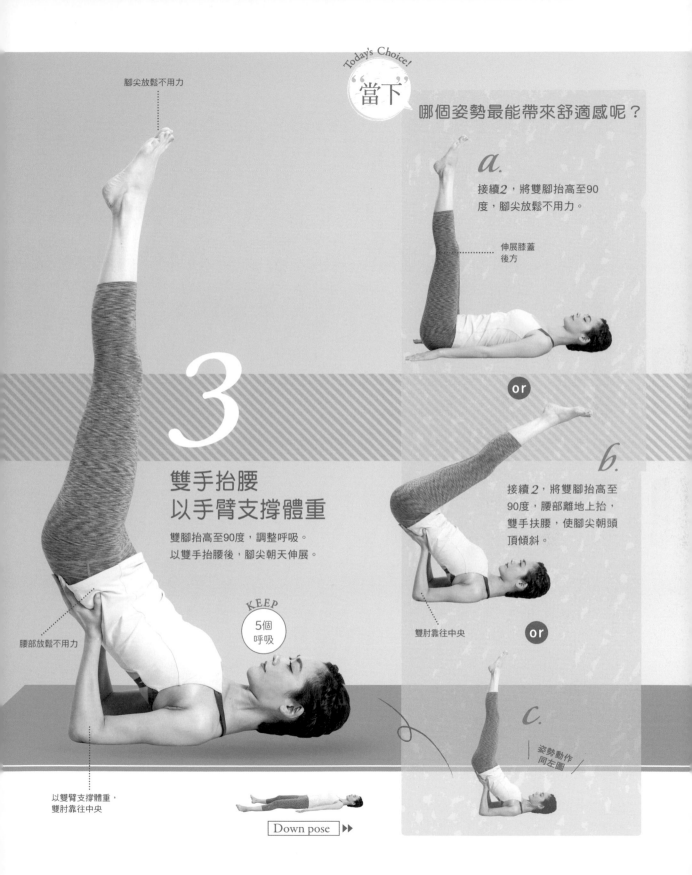

腳尖放鬆不用力

a.

接續2，將雙腳抬高至90度，腳尖放鬆不用力。

伸展膝蓋後方

or

3

雙手抬腰
以手臂支撐體重

雙腳抬高至90度，調整呼吸。
以雙手抬腰後，腳尖朝天伸展。

KEEP

5個
呼吸

b.

接續2，將雙腳抬高至90度，腰部離地上抬，雙手扶腰，使腳尖朝頭頂傾斜。

雙肘靠往中央

or

腰部放鬆不用力

以雙臂支撐體重，雙肘靠往中央

Down pose ▶▶

c.

姿勢動作同左圖

95

魚式

提高甲狀腺機能 促進頸部血液循環

舒展喉嚨，讓頭腦煥然清明的體式。
由於本姿勢會對腰部＆頸部造成負擔，切忌勉強練習。
並請暖身後再進行練習。

⚠有血壓、頸部、腰部問題者請勿練習！
⚠開始動作前，請先觀看DVD示範，謹慎練習！

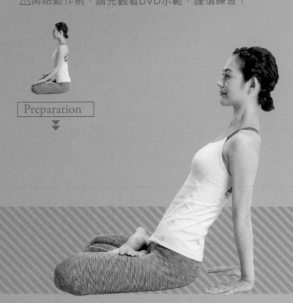

Preparation

1

由坐姿起始
雙手於後方觸地

由蓮花坐姿（P.19）起始，
雙手於臀部後方觸地。

2

背部貼地

雙肘觸地後，
背部緩慢躺在地面上。

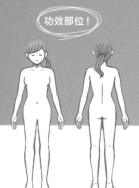

功效部位！

抬高下巴，伸展頸部正面
提高甲狀腺機能，也有充
分開展喉輪的效果。

program 4
臥姿
增加脊椎柔軟度

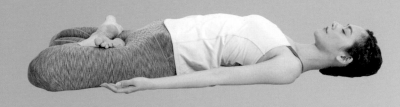

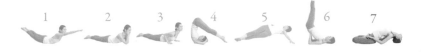

1　2　3　4　5　6　7

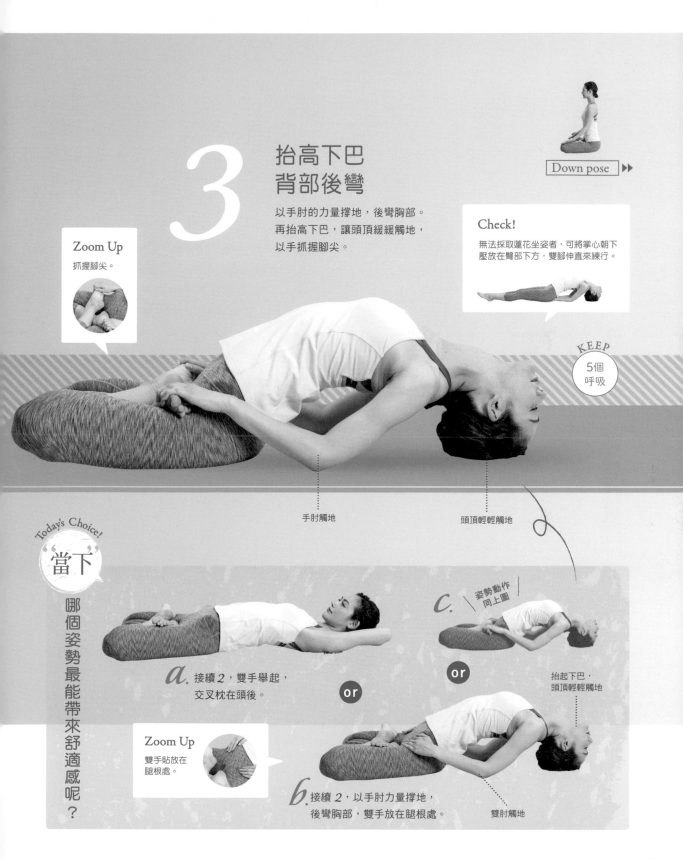

3 抬高下巴 背部後彎

以手肘的力量撐地，後彎胸部。
再抬高下巴，讓頭頂緩緩觸地，
以手抓握腳尖。

Down pose ▶▶

Zoom Up
抓握腳尖。

Check!
無法採取蓮花坐姿者，可將掌心朝下
壓放在臀部下方，雙腳伸直來練行。

KEEP
5個
呼吸

手肘觸地

頭頂輕輕觸地

Today's Choice!
"當下"
哪個姿勢最能帶來舒適感呢？

a. 接續 2，雙手舉起，
交叉枕在頭後。

or

c. 姿勢動作
同上圖

or

抬起下巴，
頭頂輕輕觸地

Zoom Up
雙手貼放在
腿根處。

b. 接續 2，以手肘力量撐地，
後彎胸部，雙手放在腿根處。

雙肘觸地

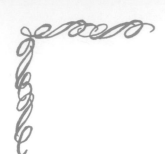

Column 04

關於飲食

瑜伽能提高消化、吸收、排泄等身體生理機能。為維持這些良好效果，甚至進一步提昇，平日三餐就得留意避免攝取會為身體帶來負擔的飲食。第一步，就是講究體內攝取的食材，儘量挑選當季天然食材。長期攝取刺激性強的人工食品，很有可能會造成味覺及消化機能麻痺。不僅中毒性高，想戒也戒不掉也是一大NG點。

延續以上重點，也建議採取不會過熱或過冷的飲食方式。如油炸物搭配冷飲，就是刺激性強又容易令人上癮的組合，會對身體造成很大的負擔，妨礙消化＆吸收。

再者，心情層面極為重要。對美食樂在其中，懷抱著正面心情攝取營養吧！為了培育健全的身心，請試著在日常生活中多加留意飲食習慣，規律過生活！

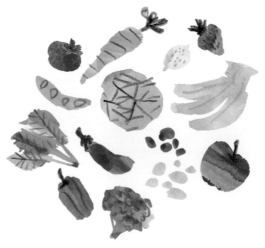

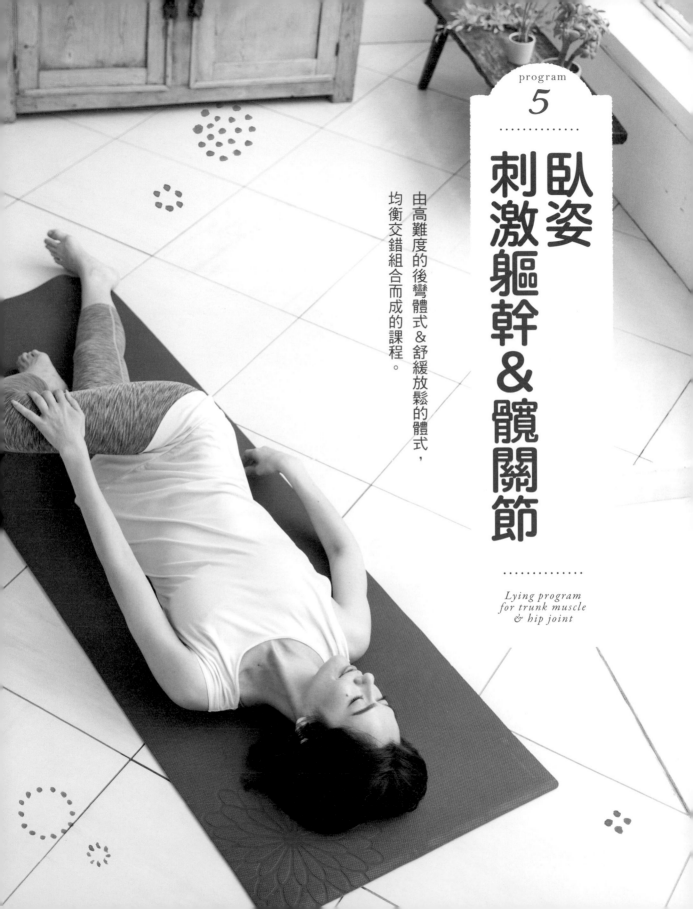

臥姿
刺激軀幹＆髖關節

由高難度的後彎體式＆舒緩放鬆的體式，
均衡交錯組合而成的課程。

*Lying program
for trunk muscle
& hip joint*

臥姿 刺激軀幹 ＆髖關節

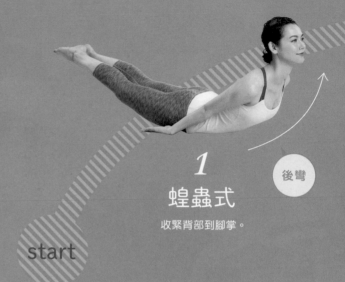

1
蝗蟲式
後彎
收緊背部到腳掌。

start

挑戰高難度的 後彎體式吧！

使軀幹習慣培養肌力＆柔軟度的課程。想練好高難度的後彎體式，祕訣在於緩緩擴展胸部，逐漸加深後彎。但也別忘了在練習過程中，穿插舒緩的體式來放鬆身體＆與自己對話。充分伸展軀幹不僅可矯正姿勢體態，預防腰痛的效果也值得期待。

7
仰臥 束角式
伸展髖關節，放鬆腹部。

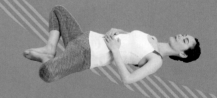

※為了加強效果＆靜心體會舒暢的餘韻，建議在串聯課程最後進行5分鐘以上的大休息式（P.18），緩慢調節呼吸。

 伸展

Basic

 前彎 後彎 扭轉　課程體式動作的三大要素

Other

 伸展　穿插在三大要素之間的其他體式動作。

體式動作的要素參見 ▶ P.20

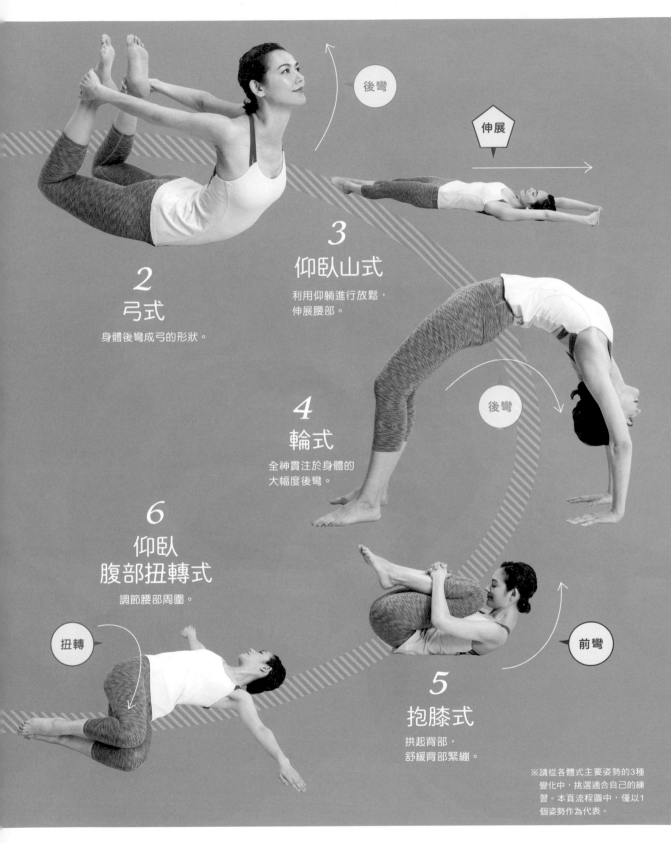

後彎

伸展

3
仰臥山式
利用仰躺進行放鬆，
伸展腰部。

2
弓式
身體後彎成弓的形狀。

4
輪式
全神貫注於身體的
大幅度後彎。

後彎

6
仰臥
腹部扭轉式
調節腰部周圍。

扭轉

前彎

5
抱膝式
拱起背部，
舒緩背部緊繃。

※請從各體式主要姿勢的3種
變化中，挑選適合自己的練
習。本頁流程圖中，僅以1
個姿勢作為代表。

蝗蟲式

提高內臟機能 預防腰痛

模仿蝗蟲的姿勢，俯臥後抬腿。
具有鍛鍊軀幹、緊實臀部的效果。

⚠ 有腰部問題者請勿練習！

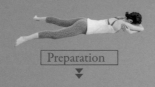

Preparation
▼

1 雙腳併攏 雙手伸直

由俯臥鱷魚式（P.19）起始，
雙腳併攏，雙手往頭頂方向延伸。

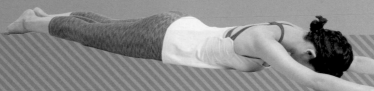

2 雙手置於體側 下巴貼地

雙手放回身體兩側，手背貼地。
下巴貼地，肩膀放鬆不用力。

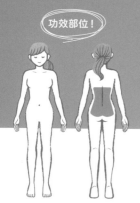

功效部位！

鍛鍊從背部至腰、臀的
肌力，因此能有效舒緩
腰部不適。

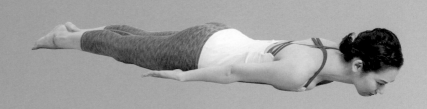

program 5
臥姿
刺激軀幹&髖關節

1	2	3	4	5	6	7

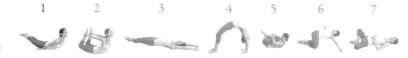

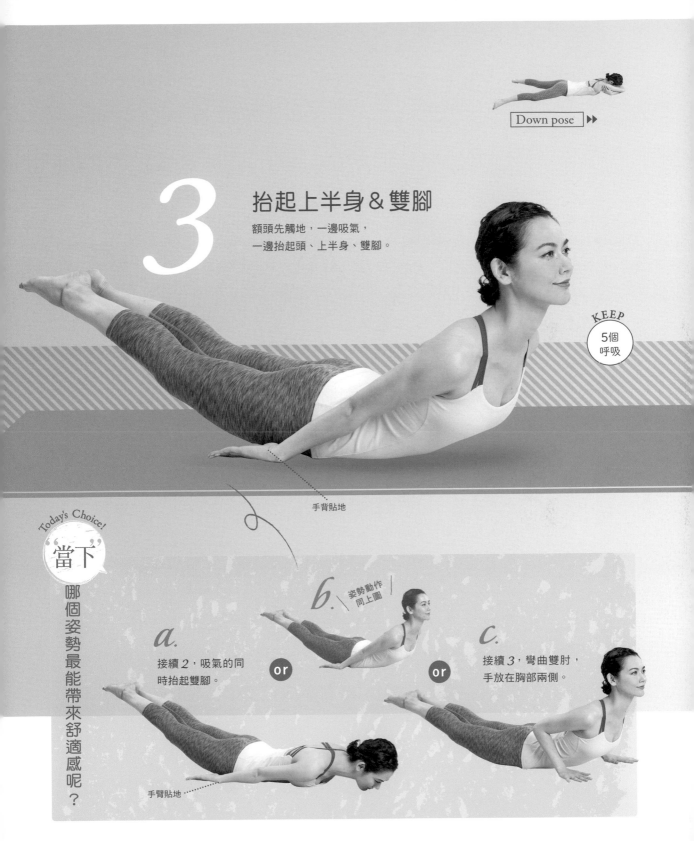

Down pose ▶▶

3 抬起上半身＆雙腳

額頭先觸地，一邊吸氣，
一邊抬起頭、上半身、雙腳。

KEEP
5個
呼吸

手背貼地

Today's Choice!

當下

哪個姿勢最能帶來舒適感呢？

a.
接續 2，吸氣的同
時抬起雙腳。

手臂貼地

or

b. 姿勢動作
同上圖

or

c.
接續 3，彎曲雙肘，
手放在胸部兩側。

弓式

增加脊椎柔軟度 提高內臟機能

雙臂＆雙腳往相反方向施力互拉，呈弓形的體式。
可使交感神經處於優位，激發滿滿活力。
也有伸展身體正面的效果。

⚠ 有脊椎問題者請勿練習！

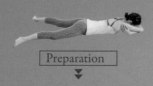

Preparation
▼

1 雙腳併攏
雙手伸直

由俯臥鱷魚式（P.19）起始，
雙腳併攏，雙手往頭頂方向延伸。

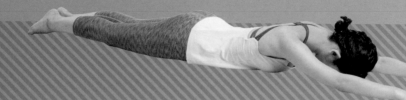

2 握住雙腳

彎曲雙膝，握住雙腳。

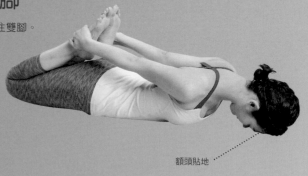

額頭貼地

功效部位！

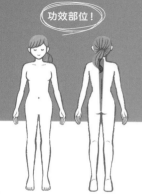

刺激整條脊椎，伸展下
腹部到腿根的深層肌
肉。

program 5
臥姿
刺激軀幹＆髖關節

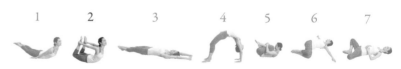

1　　2　　3　　4　　5　　6　　7

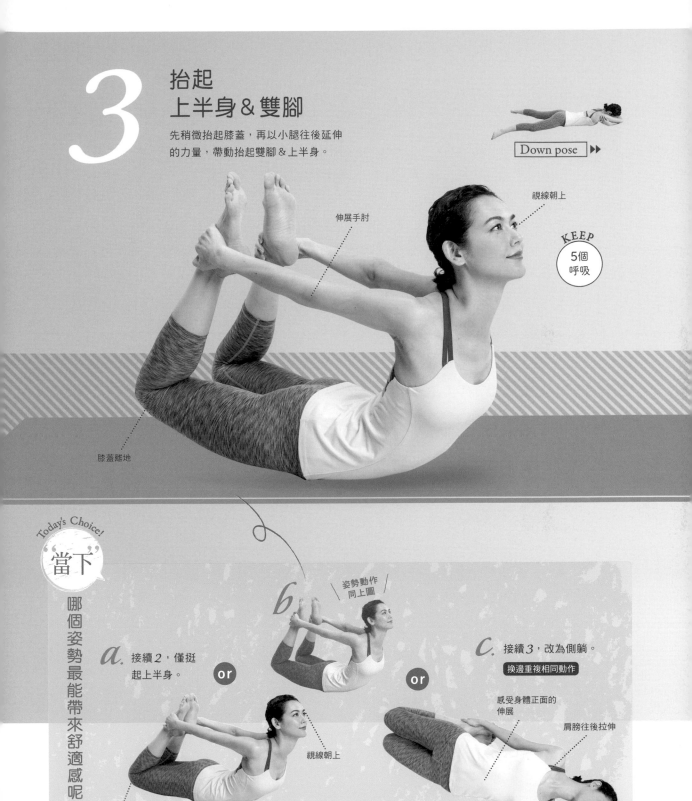

3 抬起 上半身＆雙腳

先稍微抬起膝蓋，再以小腿往後延伸的力量，帶動抬起雙腳＆上半身。

Down pose ▶▶

視線朝上

KEEP
5個
呼吸

伸展手肘

膝蓋離地

Today's Choice!

'當下'

哪個姿勢最能帶來舒適感呢？

b. 姿勢動作同上圖

a. 接續 2，僅挺起上半身。

or

視線朝上

膝蓋併攏貼地

c. 接續 3，改為側躺。
換邊重複相同動作

感受身體正面的伸展

肩膀往後拉伸

or

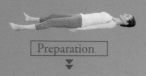

DVD 5-3

仰臥山式

伸展全身 拉伸脊椎

如伸懶腰般伸展全身，可調整呼吸＆放鬆身心。
靜心觀照心跳數、呼吸以及血液的流通吧！

Preparation

1 雙腳併攏

由大休息式（P.18）起始，
雙腳併攏。

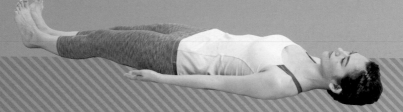

2 伸展腳尖

腳尖朝遠方拉伸。

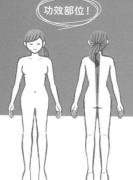

功效部位！

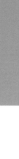

不只伸展整條脊椎，亦
可伸展全身，具有矯正
體態姿勢的效果。

program 5
臥姿
刺激軀幹＆髖關節

| 1 | 2 | 3 | 4 | 5 | 6 | 7 |

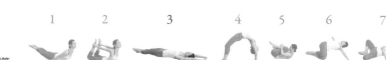

3

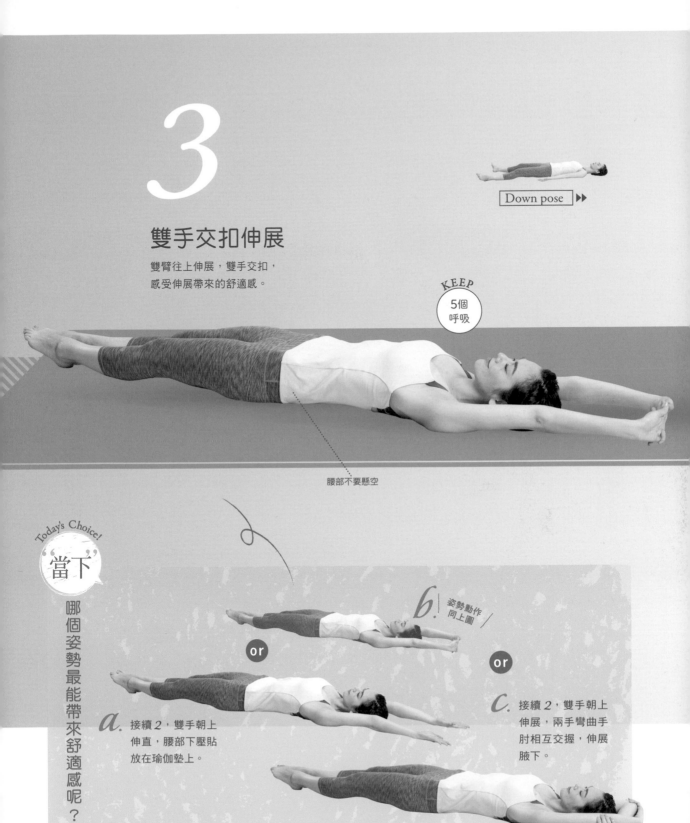

Down pose ▶▶

雙手交扣伸展

雙臂往上伸展,雙手交扣,
感受伸展帶來的舒適感。

KEEP
5個
呼吸

腰部不要懸空

Today's Choice!
"當下"

哪個姿勢最能帶來舒適感呢?

a. 接續 *2*,雙手朝上
伸直,腰部下壓貼
放在瑜伽墊上。

b. 姿勢動作
同上圖

or

or

c. 接續 *2*,雙手朝上
伸展,兩手彎曲手
肘相互交握,伸展
腋下。

107

頭部朝下的後彎體式，可提高身心能量。
請循序漸進地伸展身體正面，慢慢加深後彎程度。
⚠ 開始動作前，請先觀看DVD示範，謹慎練習！

輪式

鍛鍊脊椎 提高體內活力

Preparation
▼

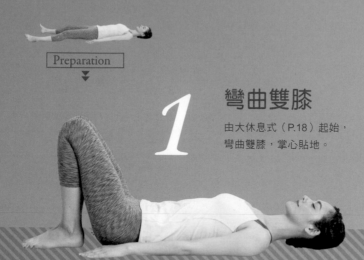

1 彎曲雙膝

由大休息式（P.18）起始，
彎曲雙膝，掌心貼地。

2 腳跟靠近臀部 雙手朝頭頂方向伸直

抓住腳踝，讓腳跟靠近臀部，雙腳打開與肩
同寬。雙手朝頭頂方向伸展，掌心朝天。

肩膀放鬆不用力

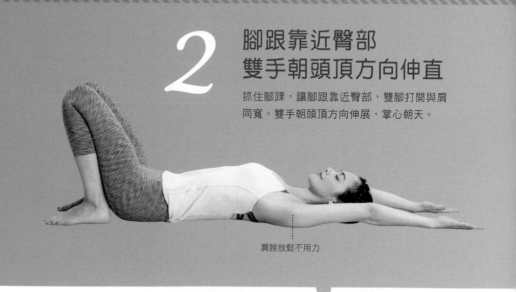

功效部位！

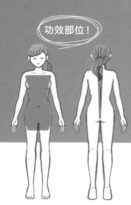

強烈刺激整條脊椎，伸
展大腿正面到腿根、腹
部到胸部等身體正面的
部位。

program 5
臥姿
刺激軀幹&髖關節

1   2   3   4   5   6   7

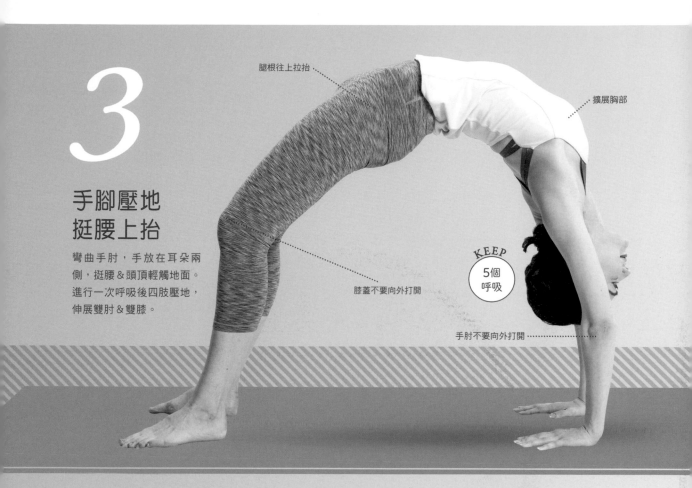

3

手腳壓地 挺腰上抬

彎曲手肘，手放在耳朵兩側，挺腰＆頭頂輕觸地面。進行一次呼吸後四肢壓地，伸展雙肘＆雙膝。

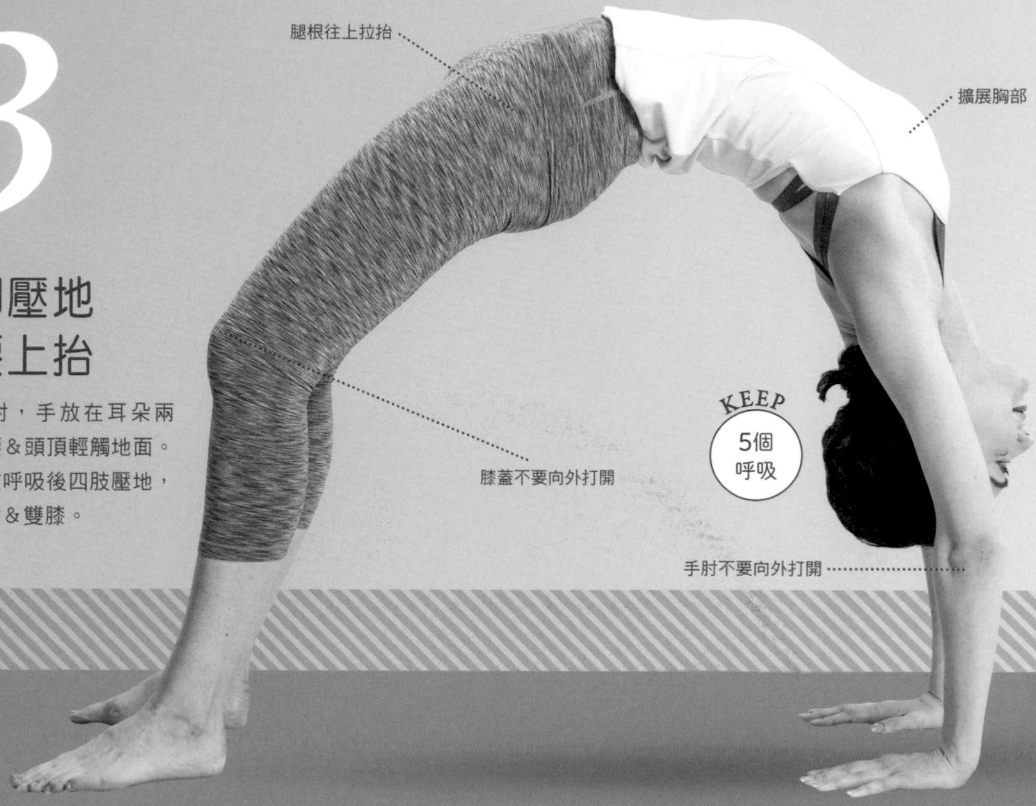
腿根往上拉抬
擴展胸部
膝蓋不要向外打開
KEEP
5個
呼吸
手肘不要向外打開

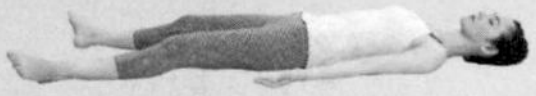

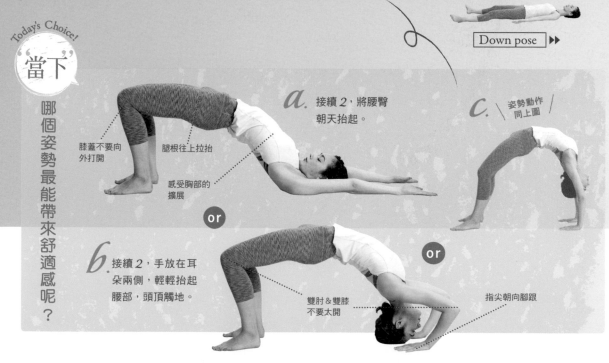

Down pose ▶▶

Today's Choice!

“當下”

哪個姿勢最能帶來舒適感呢？

a. 接續 *2*，將腰臀朝天抬起。

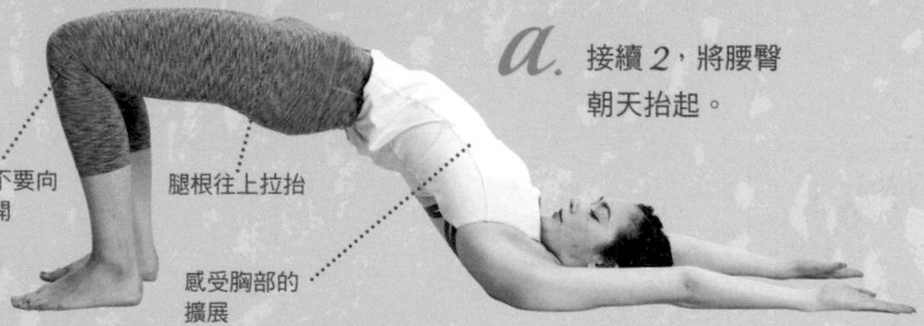
膝蓋不要向外打開
腿根往上拉抬
感受胸部的擴展

or

b. 接續 *2*，手放在耳朵兩側，輕輕抬起腰部，頭頂觸地。

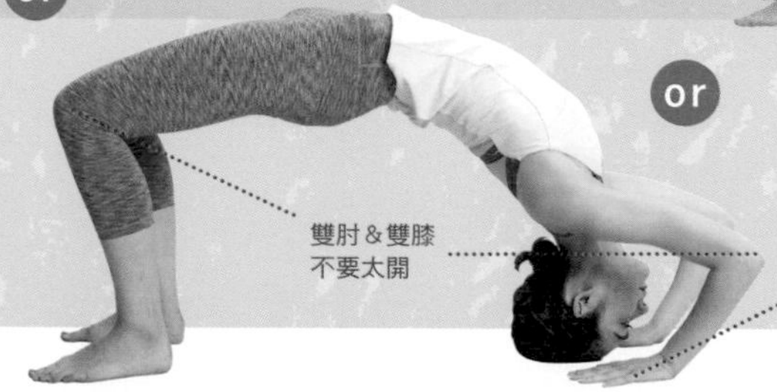
雙肘＆雙膝不要太開
指尖朝向腳跟

or

c. 姿勢動作同上圖

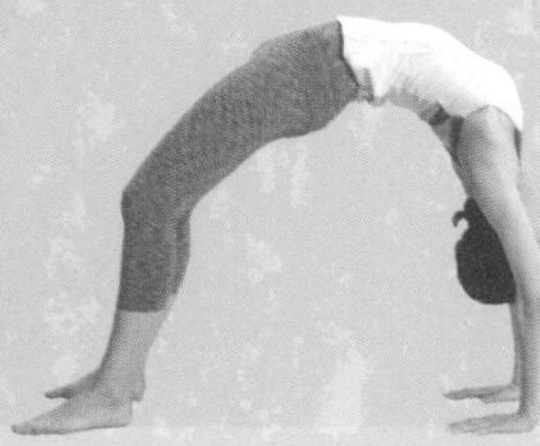

DVD
5-5

抱膝式

舒緩緊繃 提高內臟機能

穩定刺激腹部，促進腸胃機能活性化的體式。
具有消除腰部僵硬，放鬆全身的效果。

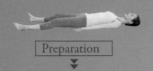

Preparation

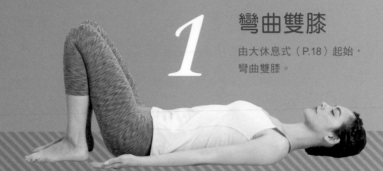

1 彎曲雙膝

由大休息式（P.18）起始，
彎曲雙膝。

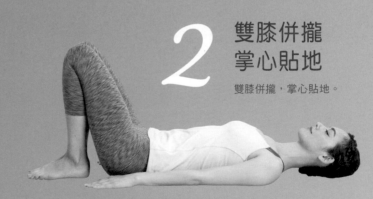

2 雙膝併攏
掌心貼地

雙膝併攏，掌心貼地。

功效部位！

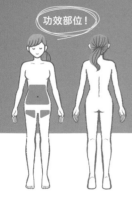

給予腹部適度刺激，提
高消化能力。彎曲髖關
節的動作也有助於促進
腿部血液流通。

program 5
臥姿
刺激軀幹&髖關節

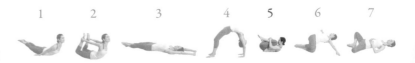

1　2　3　4　5　6　7

3 膝蓋湊近身體
拱起上背部

膝蓋靠向胸前，雙手環抱小腿。
緩緩挺起上半身，舒適地拱背。

Down pose ▶▶

KEEP
5個
呼吸

專注在腹部的感覺

Today's Choice!

"當下"

哪個姿勢最能帶來舒適感呢？

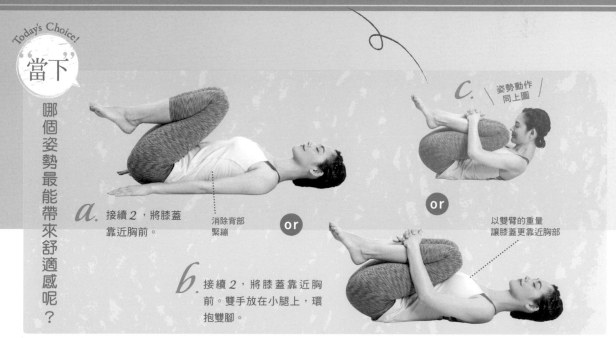

a. 接續2，將膝蓋
靠近胸前。

消除背部
緊繃

or

b. 接續2，將膝蓋靠近胸
前。雙手放在小腿上，環
抱雙腳。

c. 姿勢動作
同上圖

or

以雙臂的重量
讓膝蓋更靠近胸部

仰臥腹部扭轉式

調整骨盆 提高內臟機能

仰臥姿的扭轉體式。
由於能刺激軀幹＆腹部兩側的肌肉，具有緊實腰圍的效果。
也很推薦用來預防腰痛。

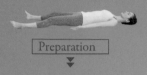

Preparation

1 雙腳併攏 雙手打開

由大休息式（P.18）起始，雙腳併攏。
雙手打開與肩同高，掌心貼地。

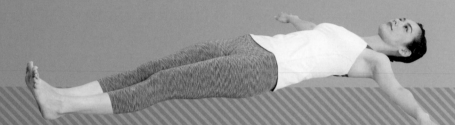

2 彎曲雙膝 腳跟靠近臀部

彎曲雙膝，腳跟靠近臀部。

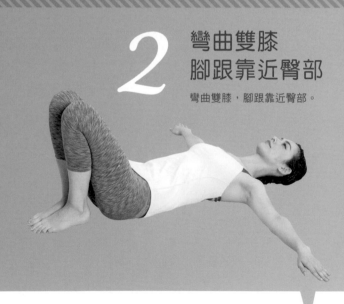

功效部位！

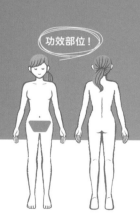

左右轉動腰部來矯正骨
盆，並可按摩腹部內
臟，達到排毒效果。

program 5
臥姿
刺激軀幹＆髖關節

1 2 3 4 5 6 7

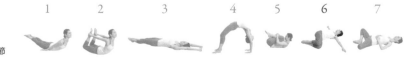

3 膝蓋倒向側面

一邊吐氣，一邊將膝蓋倒向側面。
雙肩貼地，感受背部＆腰部的伸展。

Down pose ▶▶

吐

KEEP
5個
呼吸

膝蓋不要打開

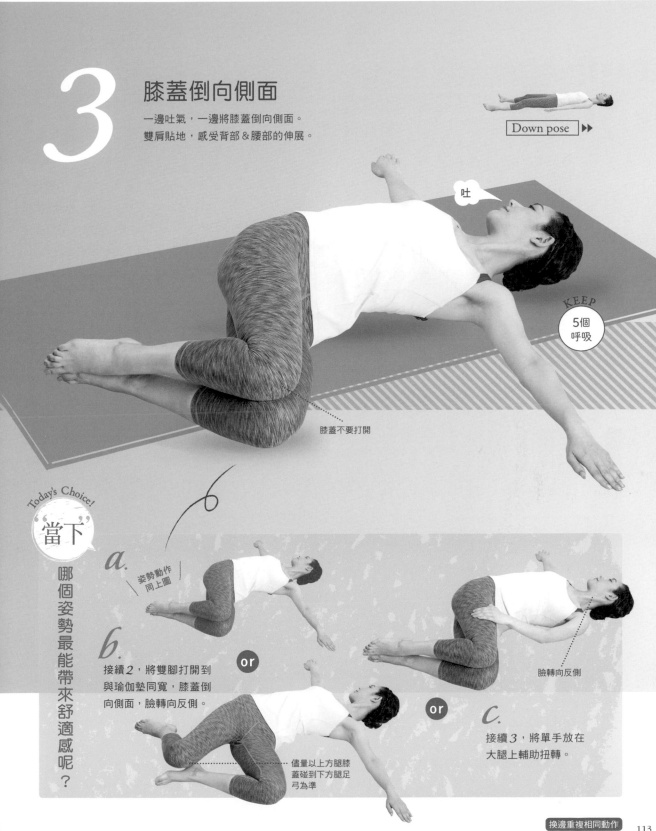

Today's Choice!

"當下"

哪個姿勢最能帶來舒適感呢？

a.
姿勢動作
同上圖

b.
接續2，將雙腳打開到
與瑜伽墊同寬，膝蓋倒
向側面，臉轉向反側。

or

儘量以上方腿膝
蓋碰到下方腿足
弓為準

or

c.
接續3，將單手放在
大腿上輔助扭轉。

臉轉向反側

DVD
5-7

仰臥束角式

刺激腹部內臟 改善全身循環

有助於鎮定心神的體式。腰部不後彎懸空為練習的一大重點。
請靜靜地重複呼吸，感受此體式的舒緩效果。

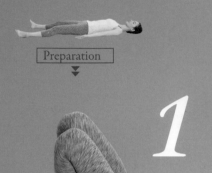

Preparation

1 彎曲雙膝

由大休息式（P.18）起始，
彎曲雙膝。

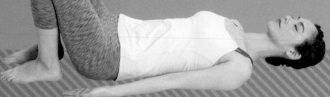

2 雙膝朝外打開
兩腳掌貼合

膝蓋朝外打開，兩腳掌互對
貼合。

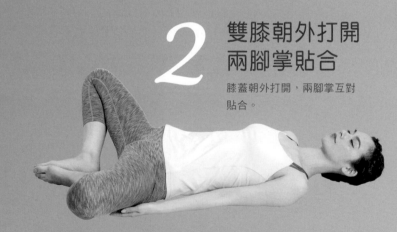

功效部位！

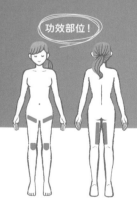

透過打開髖關節，伸展
大腿內側、腿根、膝
蓋，提高柔軟度。

program 5
臥姿
刺激軀幹&髖關節

1   2   3   4   5   6   7

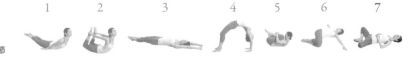

3

放低膝蓋
雙手置於腹部

膝蓋慢慢往地板方向倒放，
雙手放在腹部上。

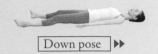

Down pose ▶▶

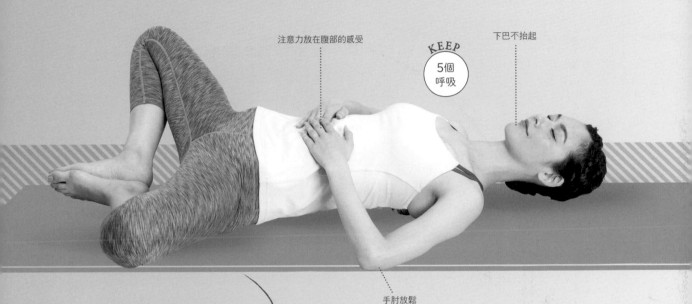

注意力放在腹部的感受

下巴不抬起

KEEP
5個
呼吸

手肘放鬆

Today's Choice!

當下

哪個姿勢最能帶來舒適感呢？

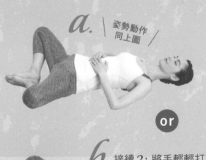

a. 姿勢動作
同上圖

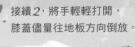

or

b. 接續 *2*，將手輕輕打開，
膝蓋儘量往地板方向倒放。

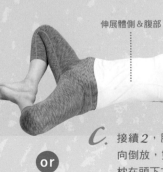

伸展體側＆腹部

or

c. 接續 *2*，膝蓋往地板方
向倒放，雙肘彎曲交叉
枕在頭下方。

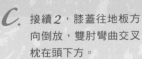

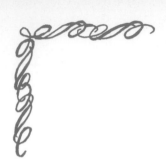

關於消化

順暢排泄跟飲食一樣需要留意。只要保持適當的消化吸收＆順暢排泄的體內循環，就能提高體內原有的「自我修復力」。如果消化吸收、排泄出問題，請先從改善飲食開始做起（P.98）。若想再提高消化力，也可稍微嘗試以下的小訣竅。薑，是具有幫助腸胃機能、推動體內代謝停滯問題的食物，在餐前20分鐘食用些許薑片即可。另外，也推薦將薑灑上天然岩鹽＆檸檬食用。

為免用餐期間消化液被稀釋，用餐時不建議攝取過多水分。此外，雖然攝取水分是消除便秘的有效手段，但冰涼飲食會造成腸道蠕動緩慢。所以建議將飲用水充分煮沸，飲用去除餘氯等雜質的白開水。或在白開水內放些鹽、添加檸檬汁一起飲用，也有消除便秘的效果。

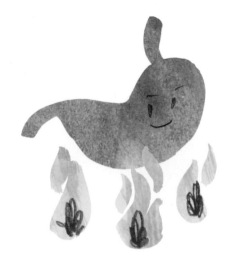

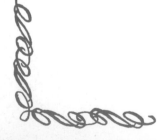

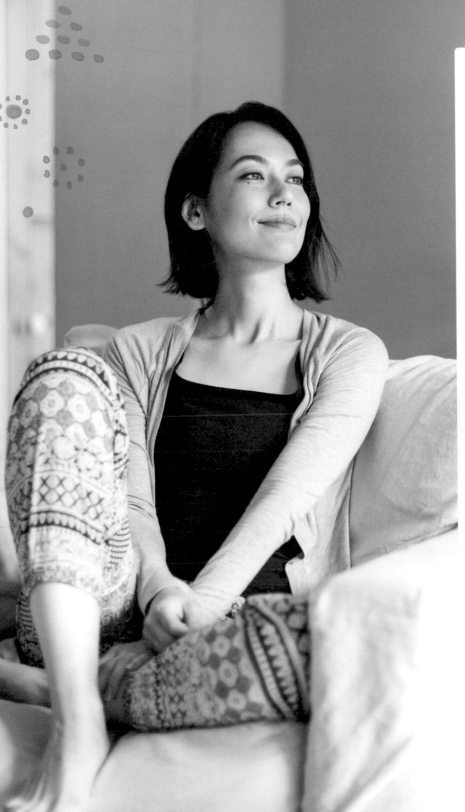

DVD 特典

本章準備了3種串聯瑜伽課程，
以期能搭配生活型態，加倍享受瑜伽的樂趣。

program **6**

提神醒腦
晨間瑜伽課程

. . . .

program **7**

引導入睡
夜間瑜伽課程

. . . .

program **8**

精華收錄
進階串聯瑜伽課程

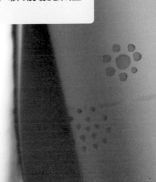

program **6**

DVD **6**

提神醒腦

晨間

瑜伽課程

⏰ 10'42"

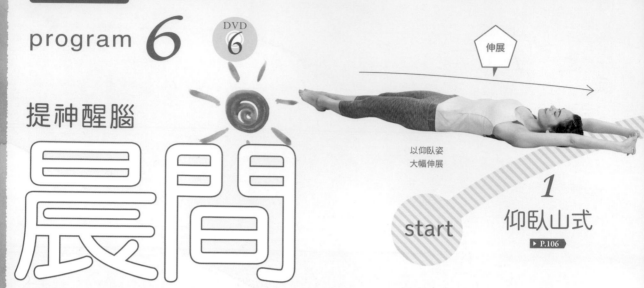

伸展

以仰臥姿
大幅伸展

start

1 仰臥山式
▶ P.106

從臥姿到站姿
體位法的漸進式挑戰！

一睜開眼，從在棉被上以仰臥山式起始練
習，接著俯臥、四肢跪地、接續站姿緩緩
起身的瑜伽課程。循序漸進地激活身體，
舒緩僵硬＆緊繃，提高幹勁吧！延續進行
伸展時，請在不過於勉強自己的情況下伸
展軀幹。

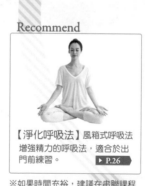

Recommend

【淨化呼吸法】風箱式呼吸法
增強精力的呼吸法，適合於出
門前練習。
▶ P.26

※如果時間充裕，建議在串聯課程
最後練習呼吸法來調息，並以大
休息式（P.18）平緩身心。

7 扭轉 幻椅式
▶ P.34

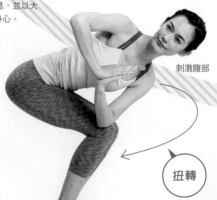

刺激腹部

扭轉

Basic

 前彎　 後彎　(扭轉)　課程體式動作的
三大要素

體式動作的要素參見 ▶ P.20

Other

 伸展　穿插在三大要素之間
的其他體式動作。

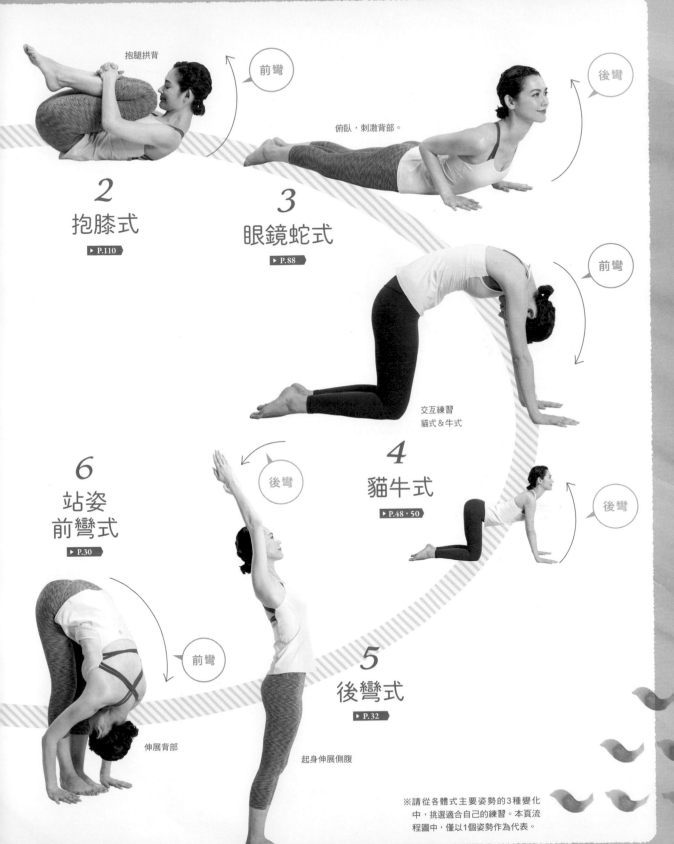

抱腿拱背

前彎

俯臥，刺激背部。

後彎

2
抱膝式
▶ P.110

3
眼鏡蛇式
▶ P.88

前彎

交互練習
貓式&牛式

6
站姿
前彎式
▶ P.30

後彎

4
貓牛式
▶ P.48、50

後彎

前彎

5
後彎式
▶ P.32

伸展背部

起身伸展側腹

※請從各體式主要姿勢的3種變化
中，挑選適合自己的練習。本頁流
程圖中，僅以1個姿勢作為代表。

program **7**

DVD **7**

引導入睡

夜間

瑜伽課程

⏱ 17'13"

放鬆身心，
拋下煩惱和不安

睡前消除身體的疲憊＆僵硬，引導舒眠的
課程。在課程編組中集結了能舒緩水腫＆
改善血液循環的倒立體式，以及能刺激甲
狀腺，提高美肌效果的體式。本課程的特
徵在於以排毒作用的扭轉體式居多。儘量
放空頭腦，專注呼吸來練習吧！

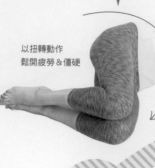

扭轉

以扭轉動作
鬆開疲勞＆僵硬

start

1
仰臥
腹部扭轉式
▶ P.112

Recommend

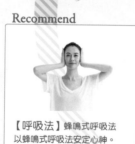

【呼吸法】蜂鳴式呼吸法
以蜂鳴式呼吸法安定心神。
▶ P.26

※如果時間充裕，建議在串聯課程
最後練習呼吸法來調息，並以大
休息式（P.18）平緩身心。

7
束角式
▶ P.72

前彎

改善全身循環，
緩解疲勞

Basic
 前彎   後彎 扭轉 課程體式動作的
三大要素

Other
 倒立 伸展 穿插在三大要素之間
的其他體式動作。

體式動作的要素參見 ▶ P.20

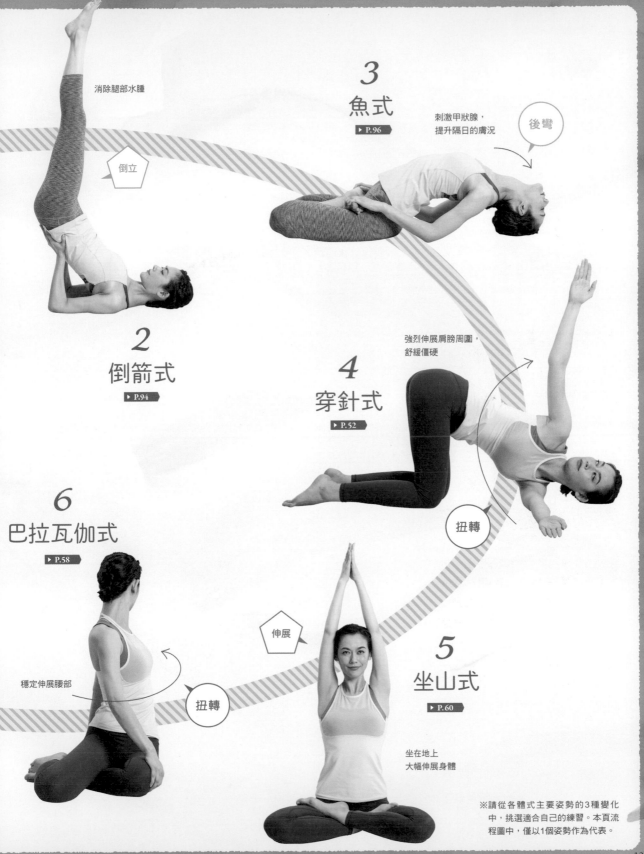

消除腿部水腫

3
魚式
▶ P.96

刺激甲狀腺，
提升隔日的膚況

後彎

倒立

2
倒箭式
▶ P.94

強烈伸展肩膀周圍，
舒緩僵硬

4
穿針式
▶ P.52

扭轉

6
巴拉瓦伽式
▶ P.58

穩定伸展腰部

扭轉

伸展

5
坐山式
▶ P.60

坐在地上
大幅伸展身體

※請從各體式主要姿勢的3種變化
中，挑選適合自己的練習。本頁流
程圖中，僅以1個姿勢作為代表。

DVD特典

program 8

DVD
8

精華收錄
進階串聯
瑜伽課程

⏰ 26'37"

均衡刺激
全身上下各部位
安穩心緒

先以拜日式進行暖身。若想進一步
鍛鍊身體，也可以增加拜日式的練
習次數。課程中段，將挑戰高難度
後彎體式。最後再均衡練習前彎、
後彎、扭轉體式，徹底調整身心，
獲得深度放鬆。

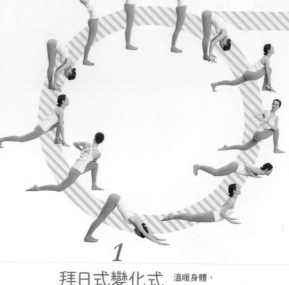

start

1
拜日式變化式
溫暖身體，
將身心導向活躍狀態
▶ P.22

前彎

提高內臟機能

9
坐姿前彎式
▶ P.66

扭轉

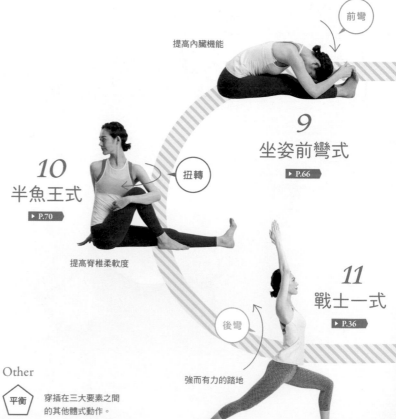

10
半魚王式
▶ P.70

提高脊椎柔軟度

11
戰士一式
▶ P.36

後彎

強而有力的踏地

: Basic

前彎　後彎　扭轉
課程體式動作的
三大要素

: Other
平衡
穿插在三大要素之間
的其他體式動作。

體式動作的要素參見 ▶ P.20

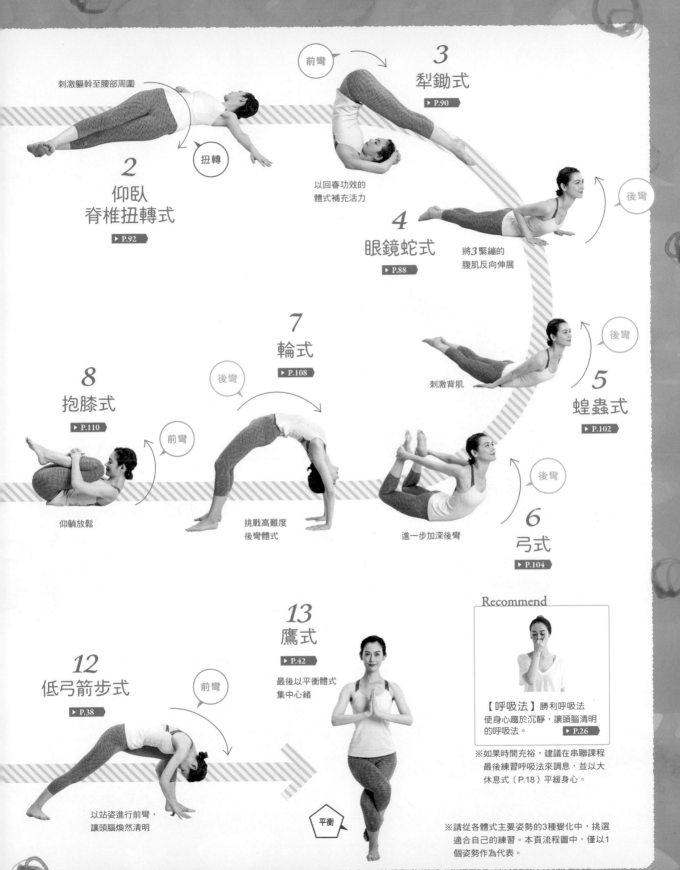

刺激軀幹至腰部周圍

前彎

3
犁鋤式
▶ P.90

以回春功效的
體式補充活力

2
仰臥
脊椎扭轉式
▶ P.92

扭轉

4
眼鏡蛇式
▶ P.88

後彎

將3緊繃的
腹肌反向伸展

7
輪式
▶ P.108

後彎

8
抱膝式
▶ P.110

前彎

後彎

5
蝗蟲式
▶ P.102

刺激背肌

仰躺放鬆

挑戰高難度
後彎體式

進一步加深後彎

後彎

6
弓式
▶ P.104

13
鷹式
▶ P.42

最後以平衡體式
集中心緒

Recommend

【呼吸法】勝利呼吸法
使身心趨於沉靜，讓頭腦清明
的呼吸法。　　　▶ P.26

12
低弓箭步式
▶ P.38

前彎

以站姿進行前彎，
讓頭腦煥然清明

平衡

※如果時間充裕，建議在串聯課程
　最後練習呼吸法來調息，並以大
　休息式（P.18）平緩身心。

※請從各體式主要姿勢的3種變化中，挑選
　適合自己的練習。本頁流程圖中，僅以1
　個姿勢作為代表。

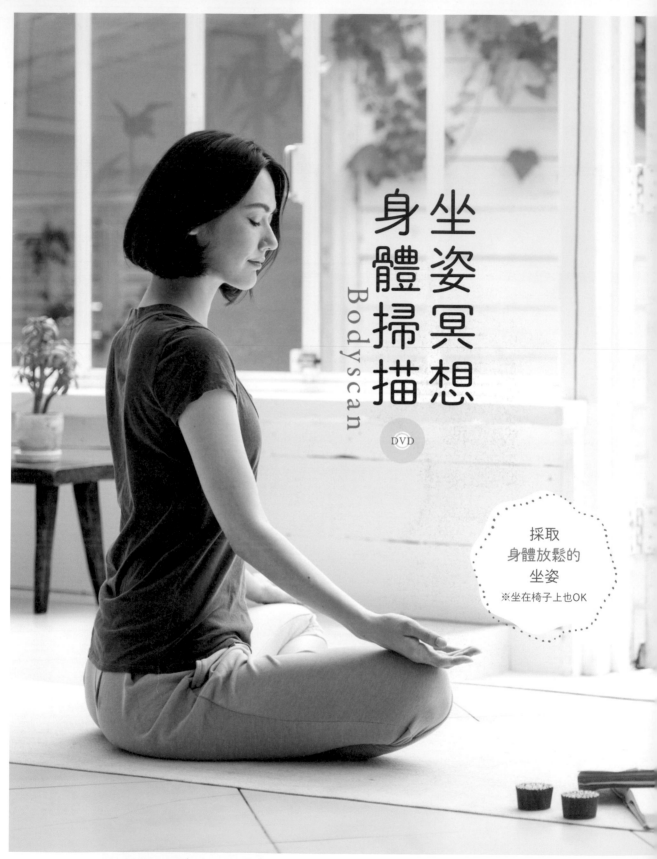

坐姿冥想
身體掃描
Bodyscan

DVD

採取
身體放鬆的
坐姿
※坐在椅子上也OK

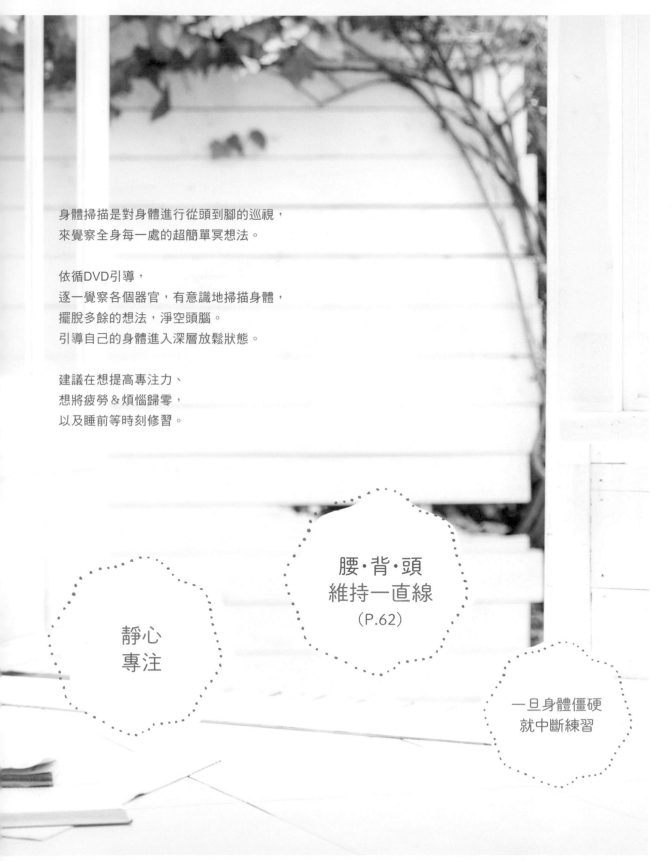

身體掃描是對身體進行從頭到腳的巡視，
來覺察全身每一處的超簡單冥想法。

依循DVD引導，
逐一覺察各個器官，有意識地掃描身體，
擺脫多餘的想法，淨空頭腦。
引導自己的身體進入深層放鬆狀態。

建議在想提高專注力、
想將疲勞＆煩惱歸零，
以及睡前等時刻修習。

靜心
專注

腰・背・頭
維持一直線
（P.62）

一旦身體僵硬
就中斷練習

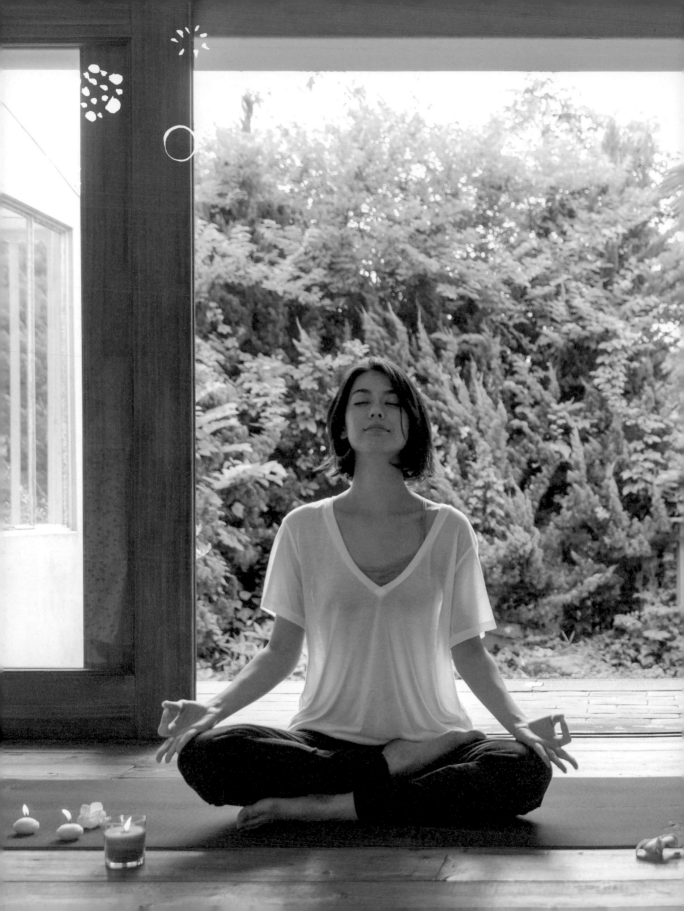

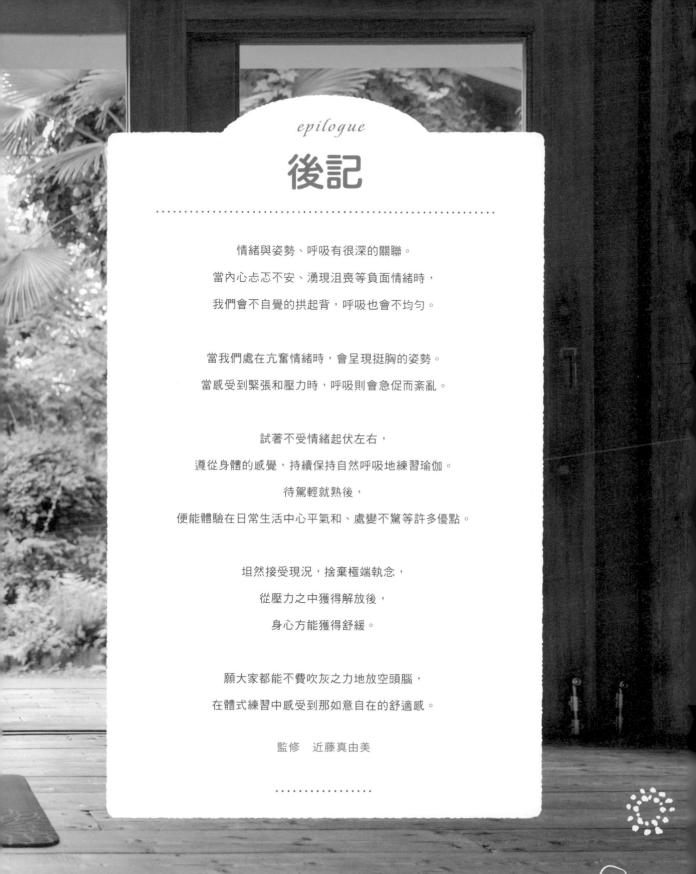

epilogue

後記

情緒與姿勢、呼吸有很深的關聯。

當內心忐忑不安、湧現沮喪等負面情緒時，

我們會不自覺的拱起背，呼吸也會不均勻。

當我們處在亢奮情緒時，會呈現挺胸的姿勢。

當感受到緊張和壓力時，呼吸則會急促而紊亂。

試著不受情緒起伏左右，

遵從身體的感覺，持續保持自然呼吸地練習瑜伽。

待駕輕就熟後，

便能體驗在日常生活中心平氣和、處變不驚等許多優點。

坦然接受現況，捨棄極端執念，

從壓力之中獲得解放後，

身心方能獲得舒緩。

願大家都能不費吹灰之力地放空頭腦，

在體式練習中感受到那如意自在的舒適感。

監修　近藤真由美

國家圖書館出版品預行編目資料

不勉強的瑜伽練習：不夠柔軟也 OK! / 近藤真由美監修；
亞緋琉譯 . -- 初版 . -- 新北市：養沛文化館出版：雅書堂
文化發行，2020.09
　面；　公分 . -- (SMART LIVING 養身健康觀；131)
ISBN 978-986-5665-86-9(平裝附數位影音光碟)

1. 瑜伽

411.15　　　　　　　　　　　　　　109011899

SMART LIVING 養身健康觀 131

不勉強的瑜伽練習：不夠柔軟也 OK！

1 個體式 × 3 種姿勢變化，自主決定強度，
身體僵硬、肌耐力不足也能放心舒適做瑜伽

監　　修／近藤真由美
動作示範／AVI
譯　　者／亞緋琉
發 行 人／詹慶和
執行編輯／陳姿伶
編　　輯／蔡毓玲・劉蕙寧・黃璟安
執行美術／陳麗娜
美術編輯／周盈汝・韓欣恬
出 版 者／養沛文化館
發 行 者／雅書堂文化事業有限公司

郵撥帳號／18225950
戶　　名／雅書堂文化事業有限公司
地　　址／新北市板橋區板新路 206 號 3 樓
電子信箱／elegant.books@msa.hinet.net
電　　話／(02)8952-4078
傳　　真／(02)8952-4084

2020 年 9 月初版一刷　定價 450 元

"KOKORO WO RELAX YURUMERU YOGA PROGRAM"
supervised by Mayumi Kondo, demonstrated by AVI
Copyright © 2017 Asahi Shimbun Publications Inc.
All rights reserved.
Original Japanese edition published by Asahi Shimbun
Publications Inc.
This Traditional Chinese language edition is published by
arrangement with
Asahi Shimbun Publications Inc., Tokyo in care of Tuttle-Mori
Agency, Inc., Tokyo
through Keio Cultural Enterprise Co., Ltd., New Taipei City.

經銷／易可數位行銷股份有限公司
地址／新北市新店區寶橋路 235 巷 6 弄 3 號 5 樓
電話／(02)8911-0825　傳真／(02)8911-0801

staff 日本原書製作團隊

攝影協力
easyoga（イージヨガジャパン）
Real Stone（株式会社ボディアートジャパン）
拍攝
是枝右恭
髮妝造型
高松由佳
插圖
MASAMI（P12-13・P14-15・P16-17・P44・P62・P80・P98・P116）
CHINATSU
裝幀・設計
荒尾彩子　原木恵　竹原愛（Concent,Inc.）
DVD編輯・製作
株式会社novus
DVD壓片
イービストレード株式会社
校正
本郷明子　木串かつこ
編輯・構成・執筆
有國芙美
企劃・編輯
市川綾子（朝日新聞出版 生活・文化編輯部）

Yoga programs
to purify
your heart & body

*Yoga programs
to purify
your heat & body*

Yoga programs
to purify
your heat & body

*Yoga programs
to purify
your heat & body*